こころのクスリBOOKS

よくわかる パニック症・広場恐怖症・PTSD

突然の発作と強い不安から、自分の生活を取り戻す

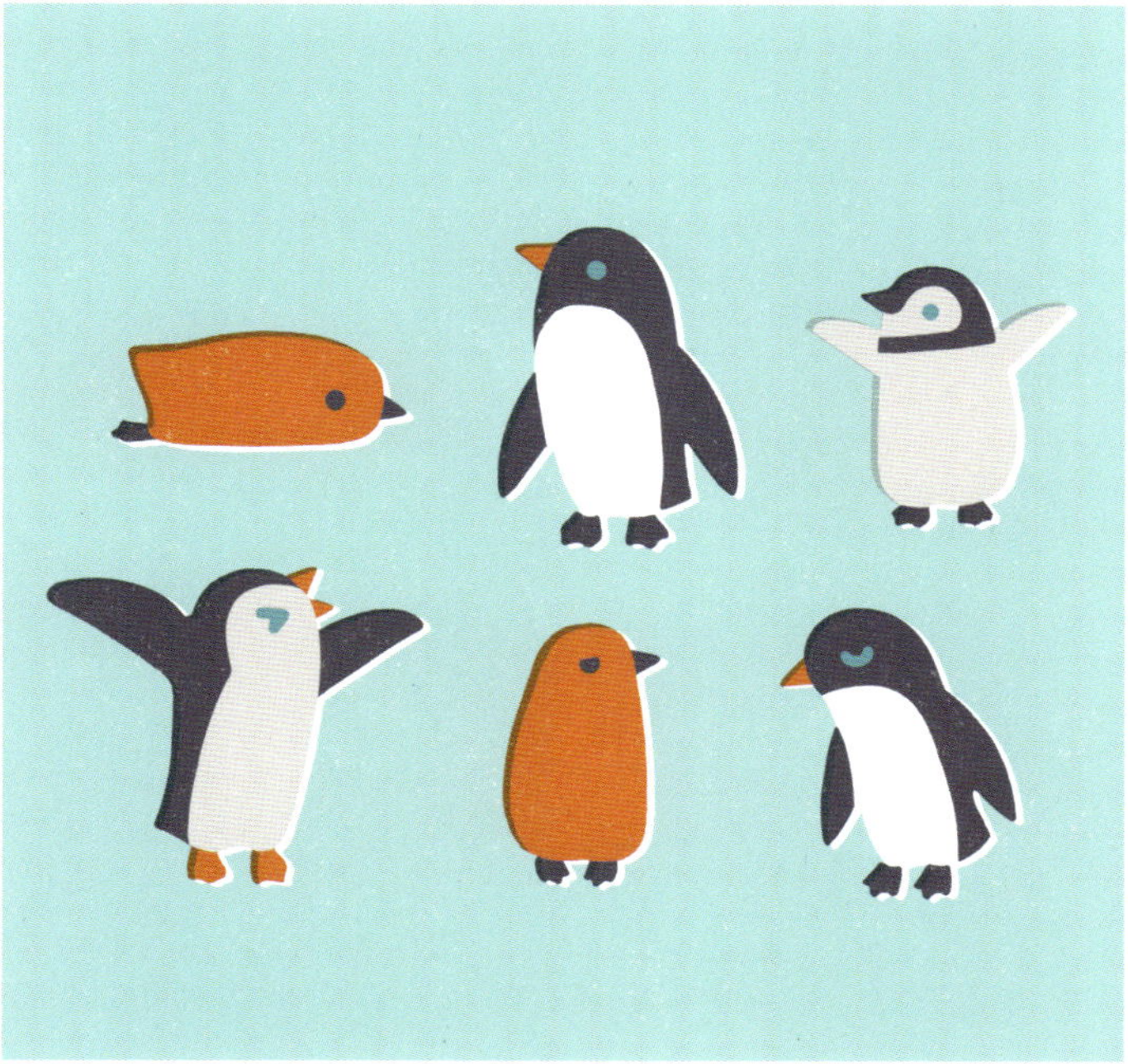

監修 医療法人和楽会 心療内科・神経科 赤坂クリニック理事長 貝谷久宣

主婦の友社

はじめに

パニック症や広場恐怖症は「不安症」という疾病グループの病気で、ＰＴＳＤ（心的外傷後ストレス障害）はトラウマによる病気ですが、いずれも強い不安感や恐怖心が根底にあり、日常生活に影響するのが特徴です。

たとえば、パニック症は激しい発作症状（パニック発作）が注目されますが、発作がおさまっているのに発作を恐れる「予期不安」がやっかいで、ひとりでは外出できなくなる広場恐怖症をともなったり、うつ状態におちいったりすることもあり、慢性的に経過していきます。

パニック症の患者さんの苦痛や社会的な障害の度合いは、うつ病より高く、心筋梗塞に近いという調査報告もあります。

ＰＴＳＤも、つらいトラウマ体験の記憶から、緊張感が高まったり、人間不信におちいり、日常生活や社会生活がうまく営めなくなります。

幸い、パニック症には、よく効く薬が開発されています。ＰＴＳＤにも症状をやわらげる薬があります。これらに、精神療法を組み合わせることで、より高い効果をあげることができます。

ただし、症状の悪化を防ぎ、病気を根本から改善するには、治療だけではなく、併行して患者さん自身が日常生活の見直しをし、自分でできるケアを行っていくことが重要です。

そのためにも、患者さんや家族など周囲のかたには、病気について正しい知識をもち、理解していただきたいと願っています。きちんと理解していれば、ケアにも真剣にとり組むようになりますし、それが病気にもよい影響を与えます。

本書を、病気について理解を深めたり、日常生活の見直しをするときの参考書として役立てていただければ、これほどうれしいことはありません。

２０１８年9月

医療法人和楽会　心療内科・神経科　赤坂クリニック理事長　**貝谷久宣**

よくわかる　パニック症・広場恐怖症・PTSD　目次

第4章 パニック症・広場恐怖症・PTSDの治療 精神療法

第5章 自分でできるメンタルケア

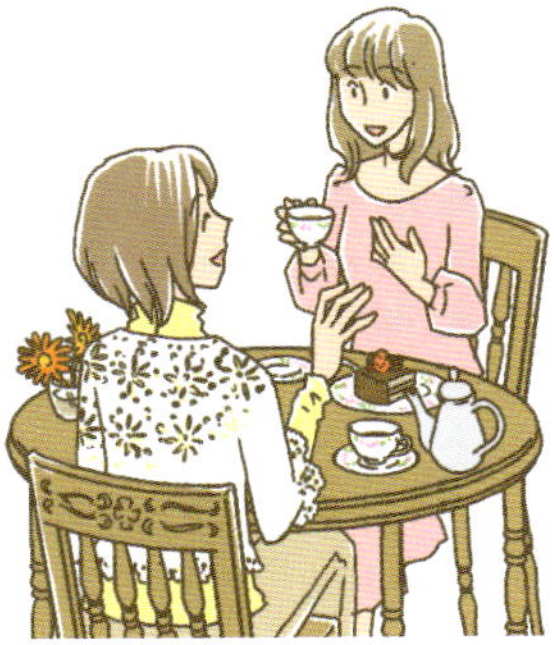

STAFF
装丁／野村勇多＋KACHIDOKI
表紙イラスト／あさいとおる
本文イラスト／松本奈緒美
本文レイアウト／鹿島一寛
編集協力／吉田由季子
編集担当／中村芳生（主婦の友社）

パニック症や広場恐怖症、PTSDといった「心の病気」は、根底に強い不安や恐怖があり、そのために生活にさまざまな支障が出てきます。発作を恐れて電車に乗れない、人込みに出られない、つらいトラウマ体験がフラッシュバックして仕事や家事ができなくなる…… こういった状態が長くなるほど、患者さんは「治りたい」という気持ちを失い、「治らないかもしれない」と思うようになります。

しかし、適切な治療をすれば症状は改善され、自分らしい生活をとり戻すことができます。

あきらめず希望をもって、治療にとり組んでください。

病気は治せます。

パニック症・広場恐怖症の治療

突然、理由なく起こるパニック発作と、引きつづく予期不安がやっかいなパニック症。不安のために外出も困難になる広場恐怖症。これらは、薬物療法に精神療法を併用して治療を行います。

薬物療法

不安や恐怖を生む脳の不調を、薬によって調整します。パニック発作をコントロールしたり、不安感をやわらげたりする薬を使います。パニック症や広場恐怖症には薬がよく効き、治療の第一選択になっています（くわしくは39ページから）。

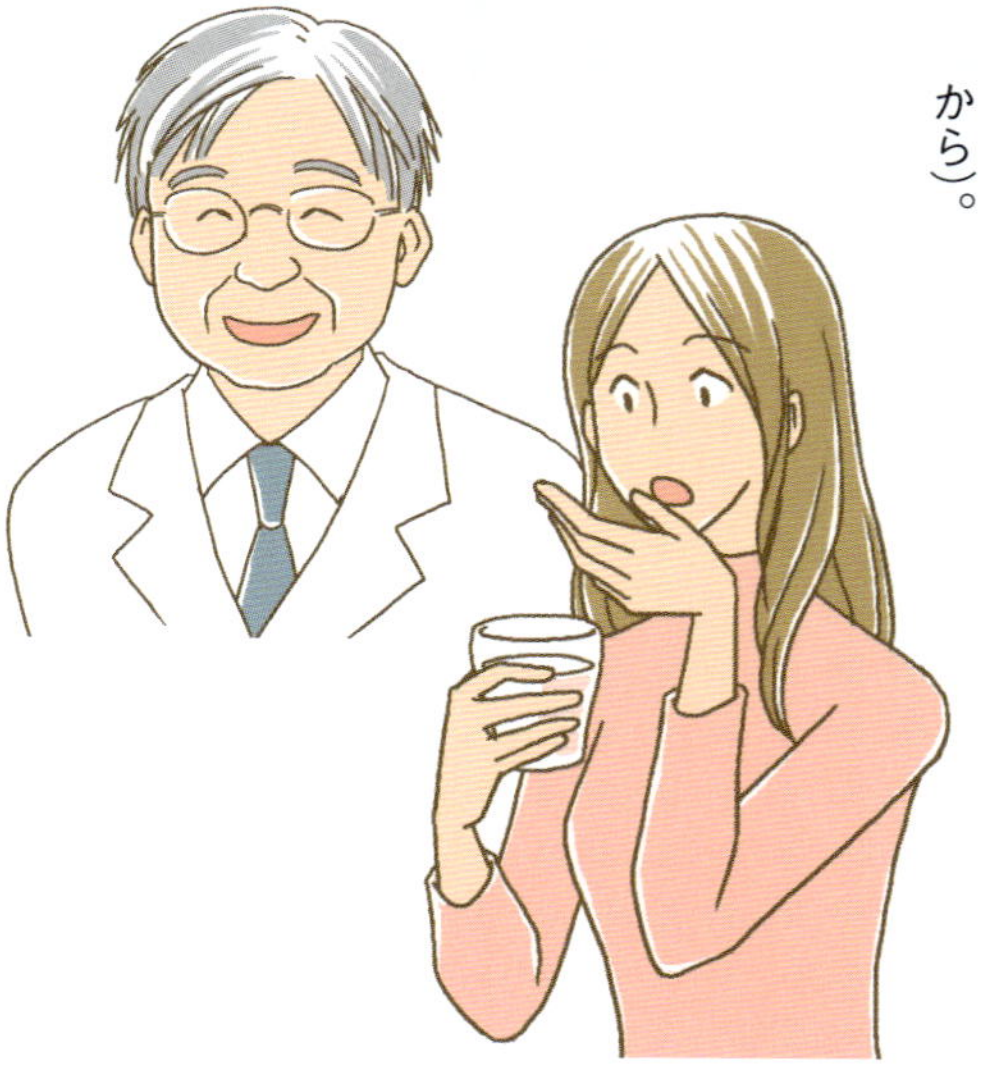

精神療法

少し心臓がドキドキしても「死ぬのではないか」と思ってしまうような、薬では治せない「考え方のクセ」を見直していきます（くわしくは58ページから）。

- **カウンセリング**：病気にとってはマイナスとなる考え方やものの見方を、患者さん自身で変えていけるようアドバイスしていきます。
- **曝露療法（行動療法）**：不安や恐怖を感じる状況や場面に身をさらし、慣れていくことで不安を解消していきます。
- **自律訓練法**：自分でリラックスできる方法を身につけます。

大丈夫。心の

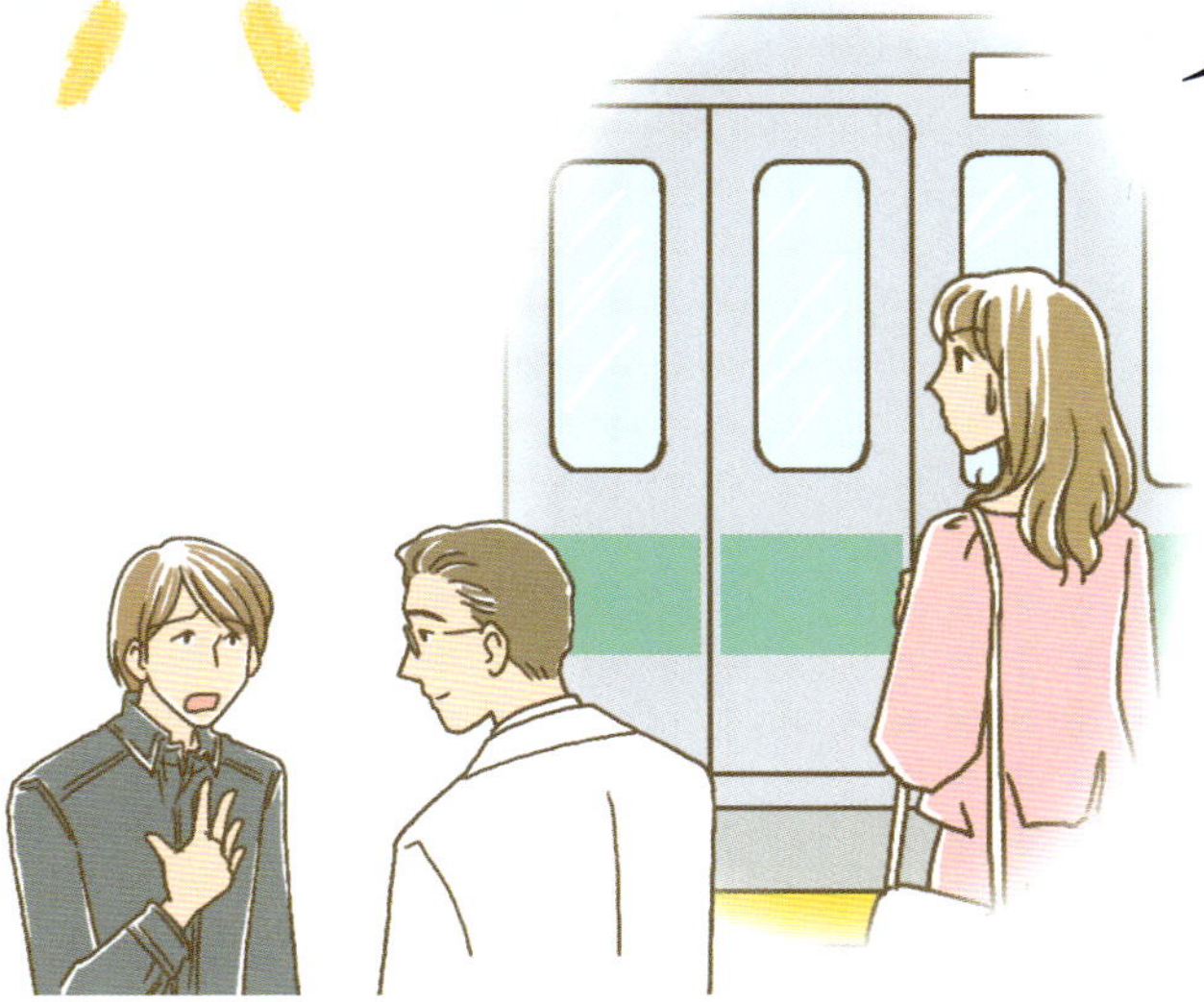

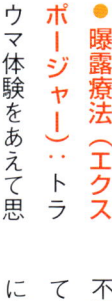

PTSDの治療

強烈なストレス体験がきっかけとなって、不安、不眠やフラッシュバックなどの症状があらわれるPTSD。精神療法を中心に、薬物療法をあわせた治療が行われます。

精神療法

トラウマの記憶に悩まされずに生活できるように、心理的なケアを行います。PTSDはパニック症ほど薬が効かないため、精神療法が重要です（くわしくは66ページから）。

● **カウンセリング：** 患者さん自身で、自分のトラウマ症状に気づけるように導きます。人間不信や自己否定を改善して、バランスのとれた考え方ができるようにアドバイスします。

● **曝露療法（エクスポージャー）：** トラウマ体験をあえて思い出し、記憶に慣れることで、トラウマを受け止められるようにします。また、トラウマを思い出させるような状況に近づき、徐々に慣れていく行動療法を行い、トラウマを克服します。

● **対人関係療法：** トラウマによって傷ついた「現在の対人関係」に焦点をあてて、カウンセリングしていきます。人間関係が改善され、「自分への信頼感」をとり戻すことで、トラウマにも向き合える自信がつきます。

薬物療法

薬によって、PTSDの中核症状（再体験、回避・マヒ、覚醒亢進《こうしん》）をやわらげる効果が期待できますし、うつ状態や不眠なども改善できます。心身が安定してくるので、トラウマと向き合えるようになります（くわしくは52ページ）。

心の病気は暮らし方によって回復が違ってくる

心の病気は、いってみれば「疲労病」です。発作がおさまっても疲れやすくなるため、1日じゅうごろごろと寝て過ごすことが多くなります。病気の養生というと休むことがすすめられますが、心の病気の場合、「気は使わず、脳と体は使う」ことを心がけましょう。脳の中枢系の疲労を改善させるには、朝昼晩の生活のリズムを規則正しくすることが大切です。

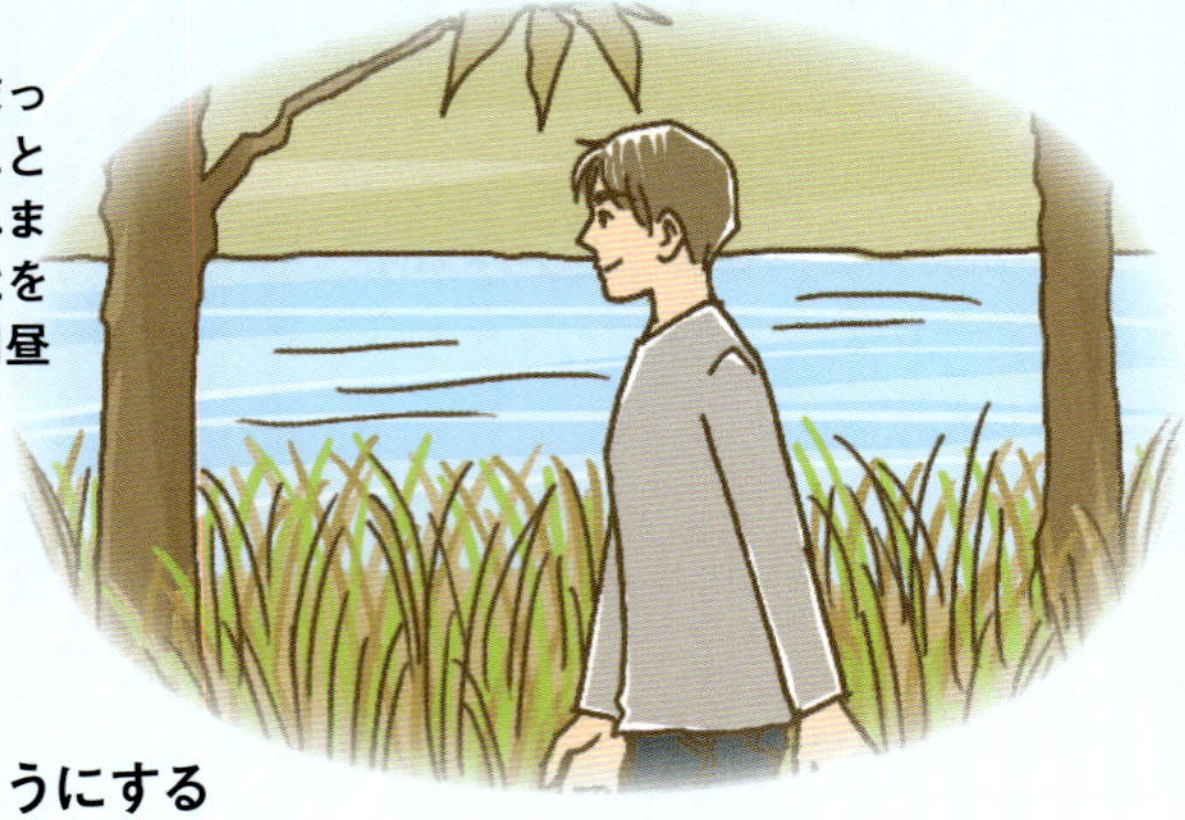

回復のためのポイント

- 昼間はなるべく陽にあたるようにする
- 食事は三食、決まった時間にきちんと食べるようにする
- 家の中ばかりにこもっていないで、外へ出て体を動かす
- 家事や作業など、毎日やることを決めて守るようにする
- 短時間でよいので他人と言葉をかわす

心の病気の人にすすめたい「気持ちのもち方」

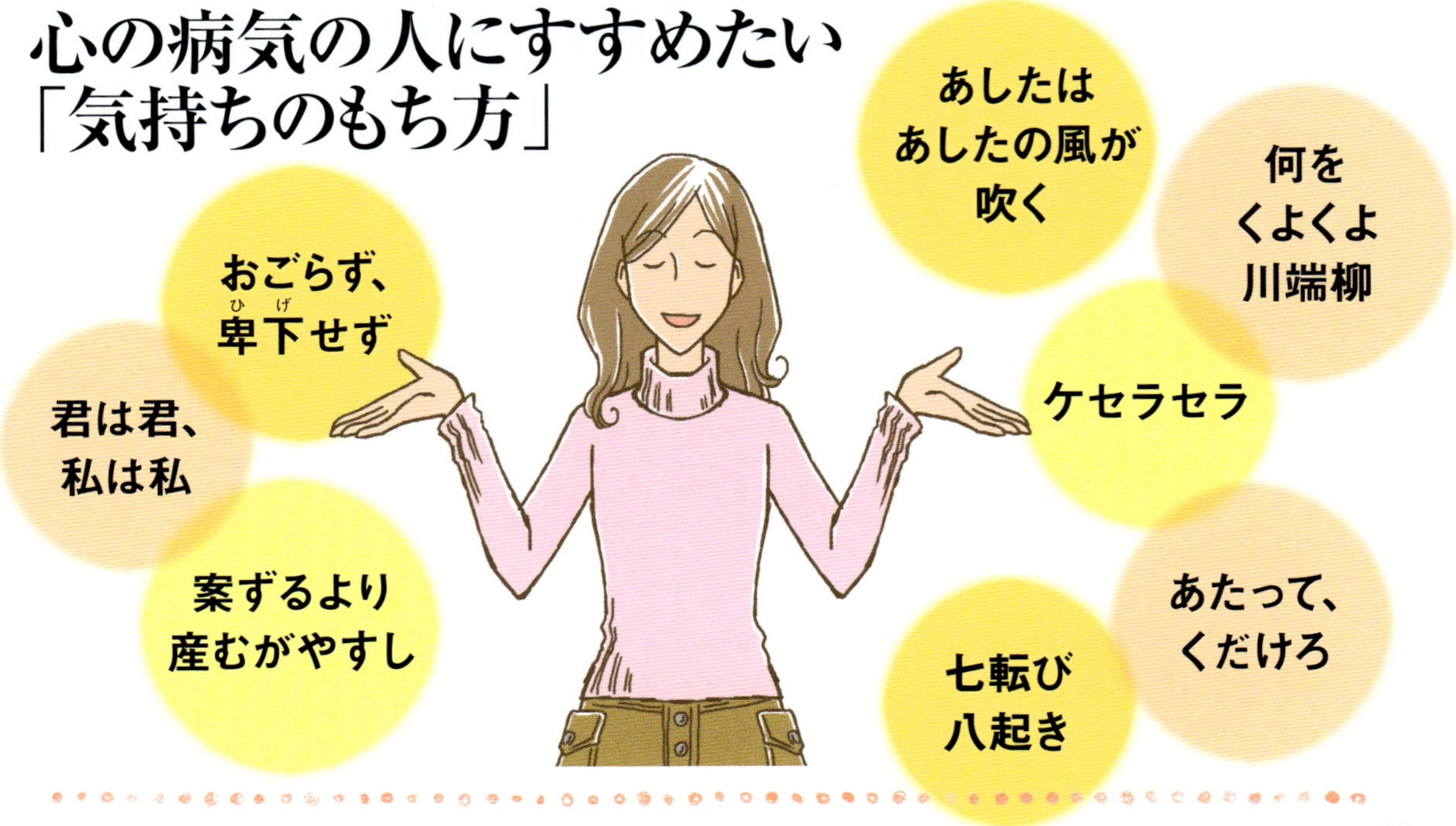
あしたはあしたの風が吹く
何をくよくよ川端柳
おごらず、卑《ひ》下《げ》せず
君は君、私は私
ケセラセラ
案ずるより産むがやすし
あたって、くだけろ
七転び八起き

第1章

パニック症や広場恐怖症の症状とは？どんな経過をたどる病気？

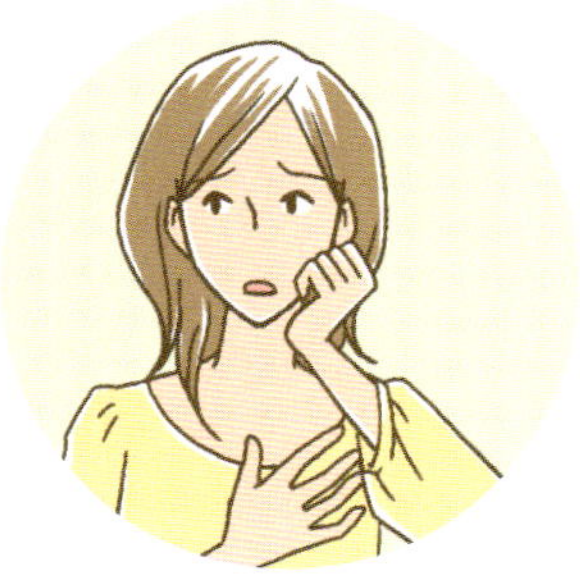

パニック症の始まりは、
突然起こるパニック発作です。
なにも危険はないのに恐怖におびえ、
激しい動悸、呼吸困難、めまいなど
身体症状もあらわれます。
広場恐怖症も、恐怖や不安から
自らの行動をせばめてしまう病気です。
発作はおさまっても、
恐怖や不安はなかなか消えず、
慢性化していきます。

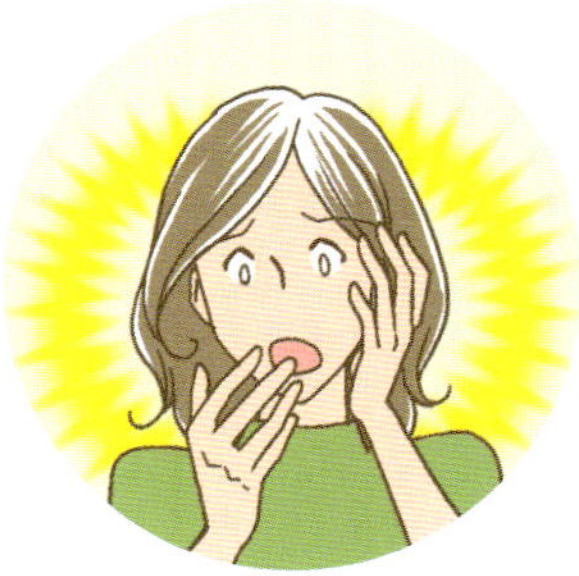

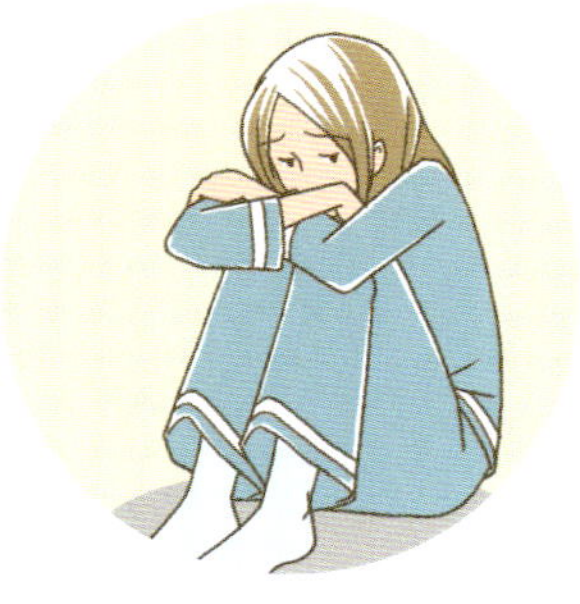

病気の始まりは、理由もなく不意に起こるパニック発作

突然始まる、激しい呼吸困難、動悸、めまい……本人は、「このまま死ぬのではないか」と不安や恐怖にかられます。ただし、症状は長くつづかず、30分前後でおさまります。

パニック発作であらわれる症状

動悸・息切れ、発汗、ふるえ、口の渇き

- 心臓が破裂する、口から飛び出す、わしづかみにされる、と感じる
- 冷や汗をかき、それが理由もない不吉な感覚を生む
- 手足や体がふるえる、ガクガクと動く
- 口の中がザラザラ、ヒリヒリとして渇く

過呼吸、胸痛、腹部の不快感、吐きけ、便意・尿意

- 呼吸のしかたがわからない
- 息がつまる、吸えない、窒息しそうになる
- 胸（心臓）が痛い、胸部の不快感
- おなかの中がぐちゃぐちゃになる感じ
- 吐きけ、腹部の不快感
- 排便や排尿をしたくなる

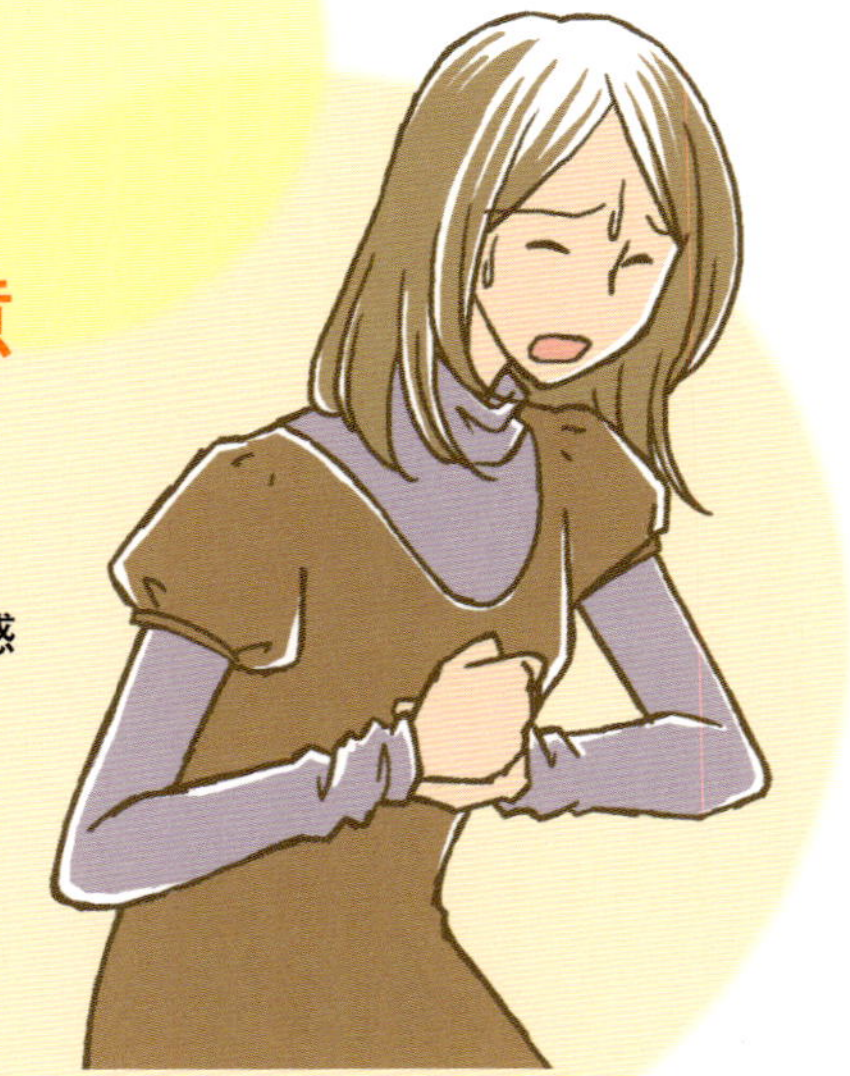

心身にあらわれる激しく多様な症状 発作は、くり返し起こる

パニック症は、突然激しい発作症状（パニック発作）におそわれることから始まります。

パニック発作そのものは、恐怖や緊張など、なんらかの引きがねがあって起こることもありますが（13ページ左上を参照）、パニック症の場合は、きっかけや理由もなく不意にパニック発作が起こるのが特徴です。

それまでふつうに暮らしていた人が、家でリラックスしているときや、眠っているときなど、不安

パニック発作には3タイプある

パニック発作は、誘因（引きがねになるもの）があるかどうかで3つのタイプに分かれます。どのような状況で起こったかを知ることは、病気を見きわめるために重要です。

1 時や場所を選ばず、不特定な状況で起こるタイプ
（パニック症の発作）

2 特定の状況に限って起こるタイプ
（恐怖をいだいている対象に直面したり、それを予期して緊張が高まったときなど、特定の状況で起こる。これを「状況結合性パニック発作」といい、恐怖症やストレス障害などに見られる）

3 1と2の中間で、特定の状況で起こりやすいが、起こらない場合もあるタイプ
（状況に依存しやすいパニック発作）

めまい、恐怖、離人《りじん》症状・現実感喪失

- 頭がふらふらして失神しそうになる
- 気が変になりそうになる、恐怖感をコントロールできない
- 死んでしまうのではないかと恐怖を感じる
- 自分が自分でない感じ（離人症状）、現実感がない

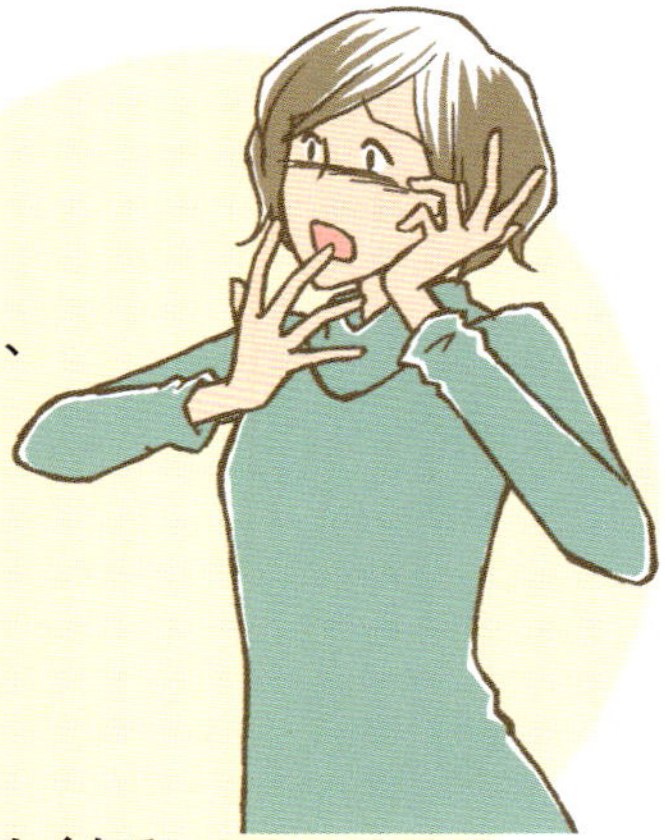

熱感・冷感、しびれ、筋緊張、脱力、身体感覚の鈍磨《どんま》

- 顔や体がカーッと熱くなる、逆に冷たくなる
- 手足や体のしびれ、うずき感
- 筋肉がかたくなり、体が動かしにくい、肩がこる
- 腰がぬける、足に力が入らない
- 体が重い布でおおわれた感じ

※パニック症では、発作症状は10分以内にピークとなり、ほとんどの場合、30分前後で自然におさまります。
※これらのうち4つ以上の症状があり、体の検査をしても異常がない場合は、パニック症の可能性が考えられますので、精神科を受診しましょう。

を感じるような状況は何もないのに、突然、激しい発作におそわれるのです。

急に息がつまったり、心臓発作のようになったり、めまい、吐け、といった身体症状があらわれます。症状の激烈さはなまやさしいものではなく、このまま気がおかしくなってしまうのではないか、死んでしまうのではないか、と恐怖や不安にかられます。

ただし、発作は10分以内にピークとなり、だいたい30分前後でおさまります。体の異常によるものではないので、生命の危険はありませんが、パニック症ではくり返し起こるのが特徴です。

パニック症によるパニック発作の特徴

- 理由もなく、不意に起こる
- くり返し起こる
- 検査をしても、体の異常は見つからない
- 1日24時間、夜でも昼でも起こる可能性がある

パニック症の症状❷

消えない不安が「予期不安」を生み、回避行動をとるようになります

また発作が起こるのではないかという恐れは「予期不安」へとふくらみ、発作が起こりそうな場所や状況を避けるようになります。予期不安は、パニック症を特徴づける症状です。

パニック症がたどる経過

不意にパニック発作が起こる

状況や場所にはかかわりなく発作が起こる

↓

発作が、特定の状況や場所に結びついたものになる

発作体験と発作が起こった状況や場所を結びつけ、緊張感を高めて、みずから発作が起こりやすい状況をつくってしまう（状況結合性パニック発作）

（13ページの「パニック発作には3タイプある」の2参照）

パニック症とは

パニック発作のあと、また発作が起こるのではないかという心配（予期不安）が1カ月以上つづいたり、発作と関連して行動に大きな変化（広場恐怖症）が出る場合をいいます。

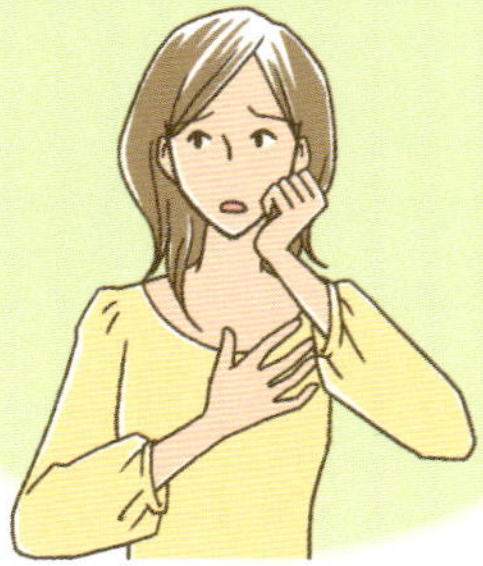

発作への不安や恐怖が、さらなる不安を生む

パニック症の症状というと、とかくパニック発作に目が向きがちですが、やっかいなのは、むしろ一度発作を経験したことで心に植えつけられる恐怖感や不安感です。

パニック発作には、くり返し起こるという特徴があります。発作をくり返すと、発作のことが頭から離れなくなって、「また発作が起きたらどうしよう」という不安や恐怖にかられる……これが「予期不安」で、パニック症の根本的な症状です。

予期不安をもつようになる

発作の回数は減っていくが、発作経験は頭から離れず不安がつのる

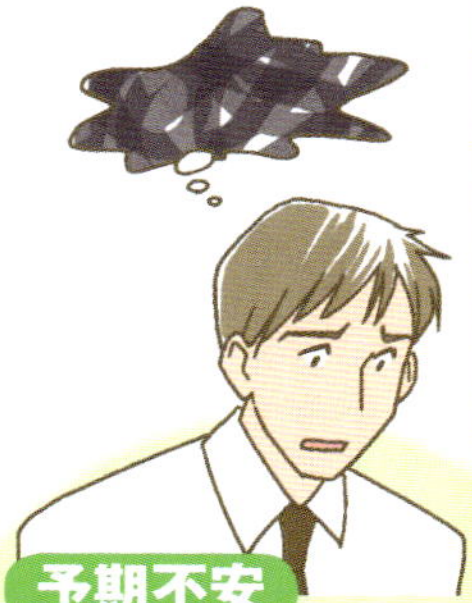

予期不安

パニック発作をくり返すうち、発作の経験が頭を離れなくなり、発作がないときでも「また起こったらどうしよう」と不安感が強まります。不安の対象も「発作そのもの」から、「発作を起こしたことがある場所や状況」へと広がっていきます。

回避行動をする

発作が起こりそうな場所や状況を避ける

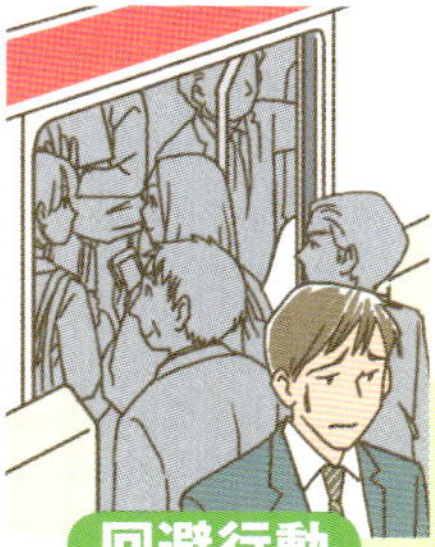

回避行動

予期不安が強くなると、発作の経験と、それが起こった場所や状況を結びつける傾向はさらに強くなり、そういった場所や状況に身をおくことに恐怖を感じて避けるようになります。自分で自分の行動をせばめてしまう「回避行動」で、これが進むと「広場恐怖」になります。「広場恐怖」は、パニック症にともなうことで知られ、これまではパニック症の亜分類の扱いでしたが、現在は病気として独立し「広場恐怖症」となっています（くわしくは20ページ参照）。

人との接触を避けるようになる

人前でとり乱し、恥ずかしい思いをすること、または他人に迷惑をかけることを恐れる（二次的対人恐怖）

パニック発作があっても、この予期不安がなければ、パニック症とは診断されません。

予期不安は執拗につづくことが多く、発作がおさまっても、予期不安だけは長い期間にわたって消えません。

予期不安が強くなると、発作を予感する場所や状況そのものが恐怖の対象になり、避けるようになります（回避行動）。広場恐怖症をともなうようになると、行動範囲はさらにせまくなります。

それでもほとんどの人は、数か月もすると不安や恐怖に慣れ、行動範囲を広げるようになります。しかし、人によっては恐怖の対象がどんどん広がり、家から一歩も出られなくなることもあります。

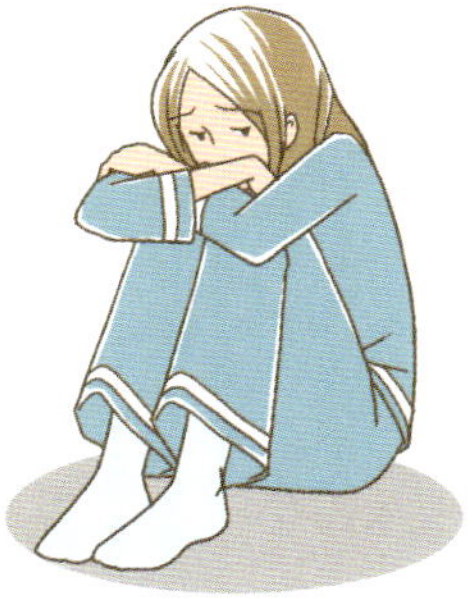

パニック症の原因

脳の機能障害のため誤った指示が出て、パニック発作を起こします

パニック症はなぜ起こるのか。疑問を解くカギは脳にあります。脳内の危険を察知する装置が誤作動を起こしてまちがった指示を出す、脳の機能障害による病気という説があります。

パニック症にかかわる脳の部位

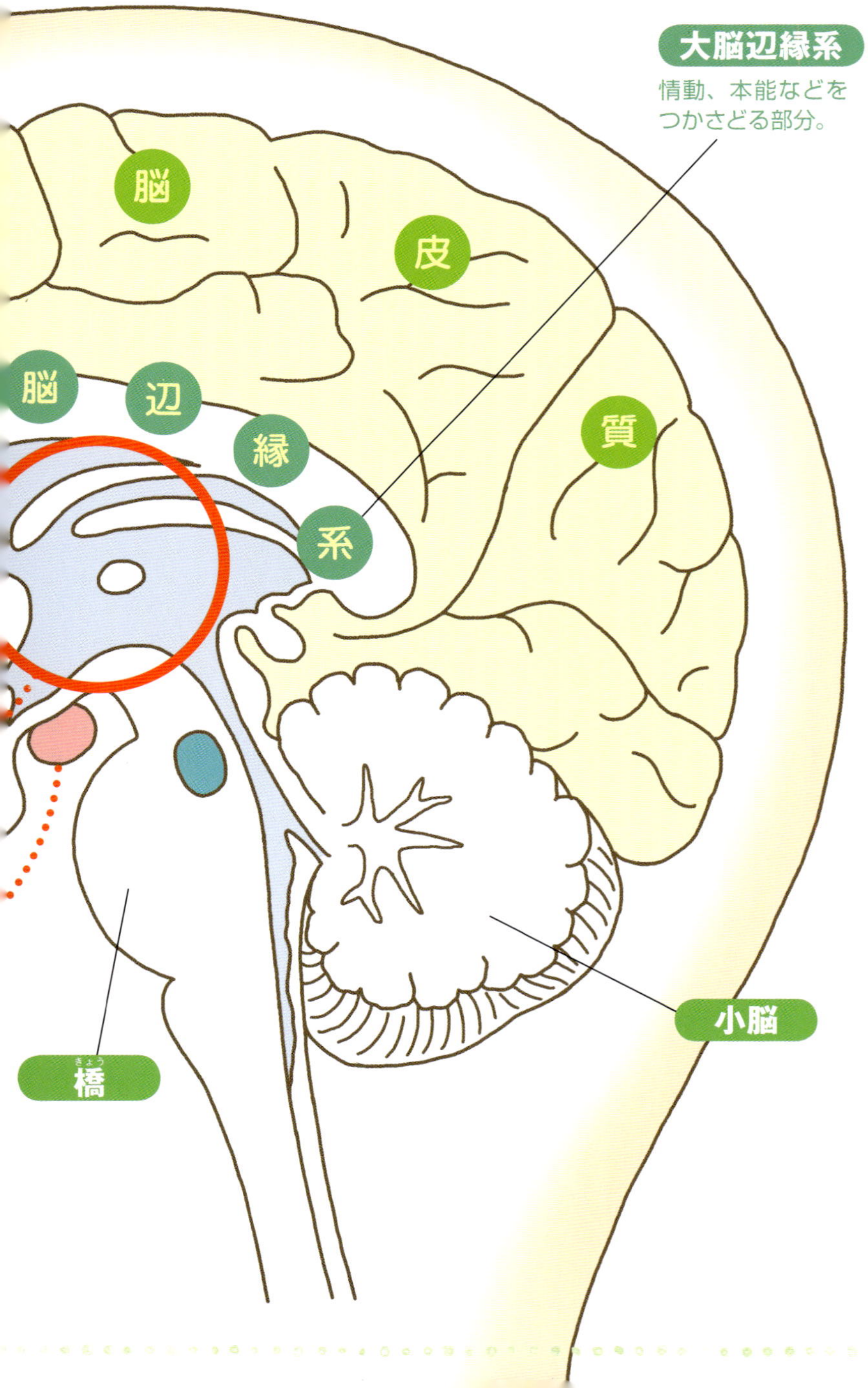

脳の誤作動によって神経伝達物質が過剰に分泌

不安や恐怖は、本来ならば、危険から身を守るための反応です。

脳には、危険が迫ったときなどに警報を鳴らすしくみがあります。警報は、不安や恐怖を呼び起こし、危険から逃げたり、敵と戦ったりするための、気力やエネルギーを奮い立たせるわけです。

ところが、この警報システムは敏感で不安定なため、誤って作動することがあります。

そうすると、まわりに危険がないのに、危険を伝える神経伝達物質が異常に分泌され、扁桃体が自律神経を刺激して、めまいや動悸などのパニック発作が起こると考えられるのです。

パニック症の発病のメカニズムは、まだ十分にはわかっていない状態です。「脳の誤作動理論」も、いまのところ仮説の段階です。

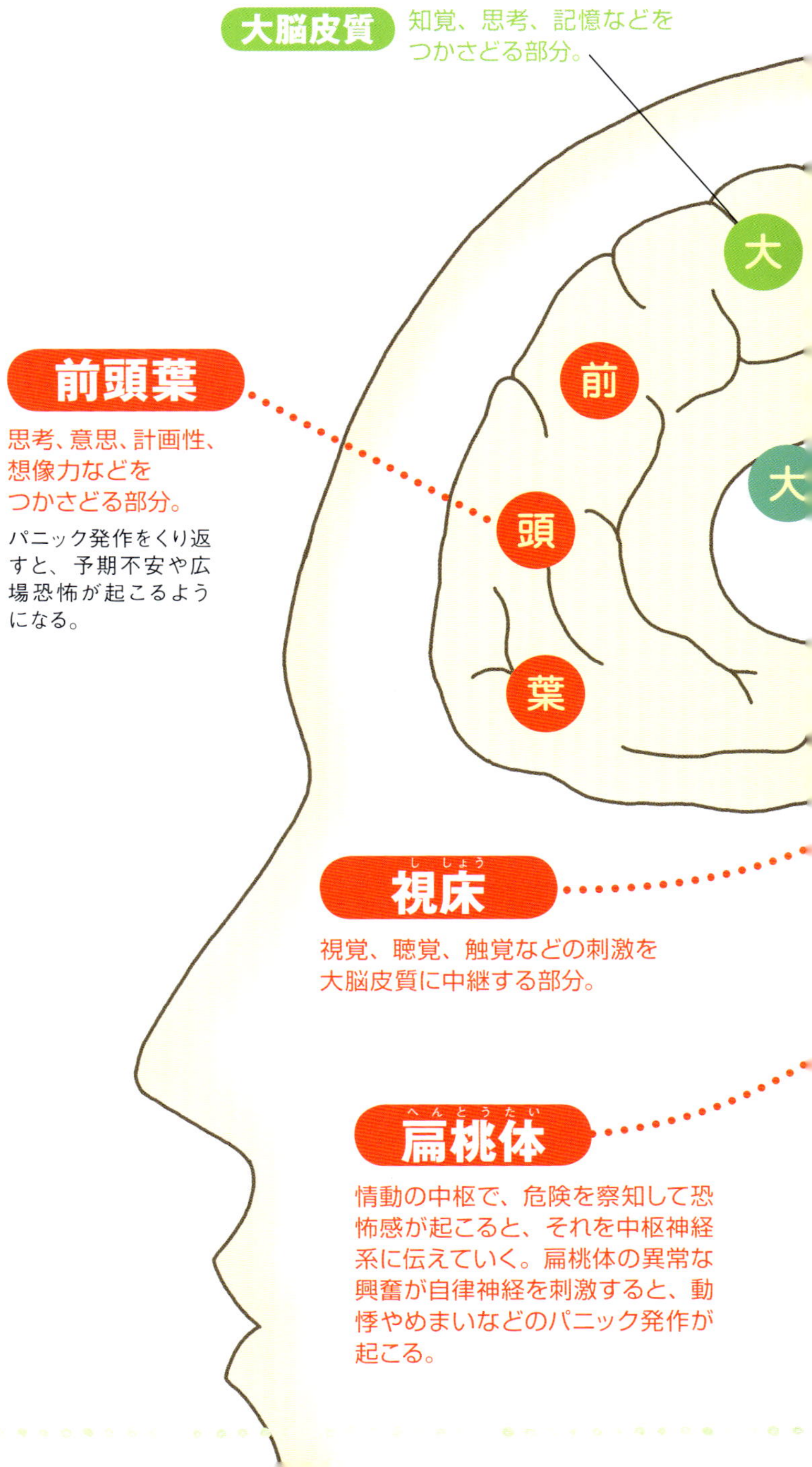
大脳皮質
知覚、思考、記憶などをつかさどる部分。
大
前頭葉
思考、意思、計画性、想像力などをつかさどる部分。
パニック発作をくり返すと、予期不安や広場恐怖が起こるようになる。
前
頭
葉
大
視《し》床《しょう》
視覚、聴覚、触覚などの刺激を大脳皮質に中継する部分。
扁桃体《へんとうたい》
情動の中枢で、危険を察知して恐怖感が起こると、それを中枢神経系に伝えていく。扁桃体の異常な興奮が自律神経を刺激すると、動悸やめまいなどのパニック発作が起こる。

パニック症にともなう病気

根底に同じ〝不安気質〟があり、「うつ病」や「ほかの不安症」を併発

不安症も、うつ病も、根底には同じ〝不安気質〟があり、よく併発します。軽い〝うつ状態〟にも要注意。うつをともなうパニック症は、重症になりやすく、治療に時間がかかります。

パニック症は不安症のひとつ

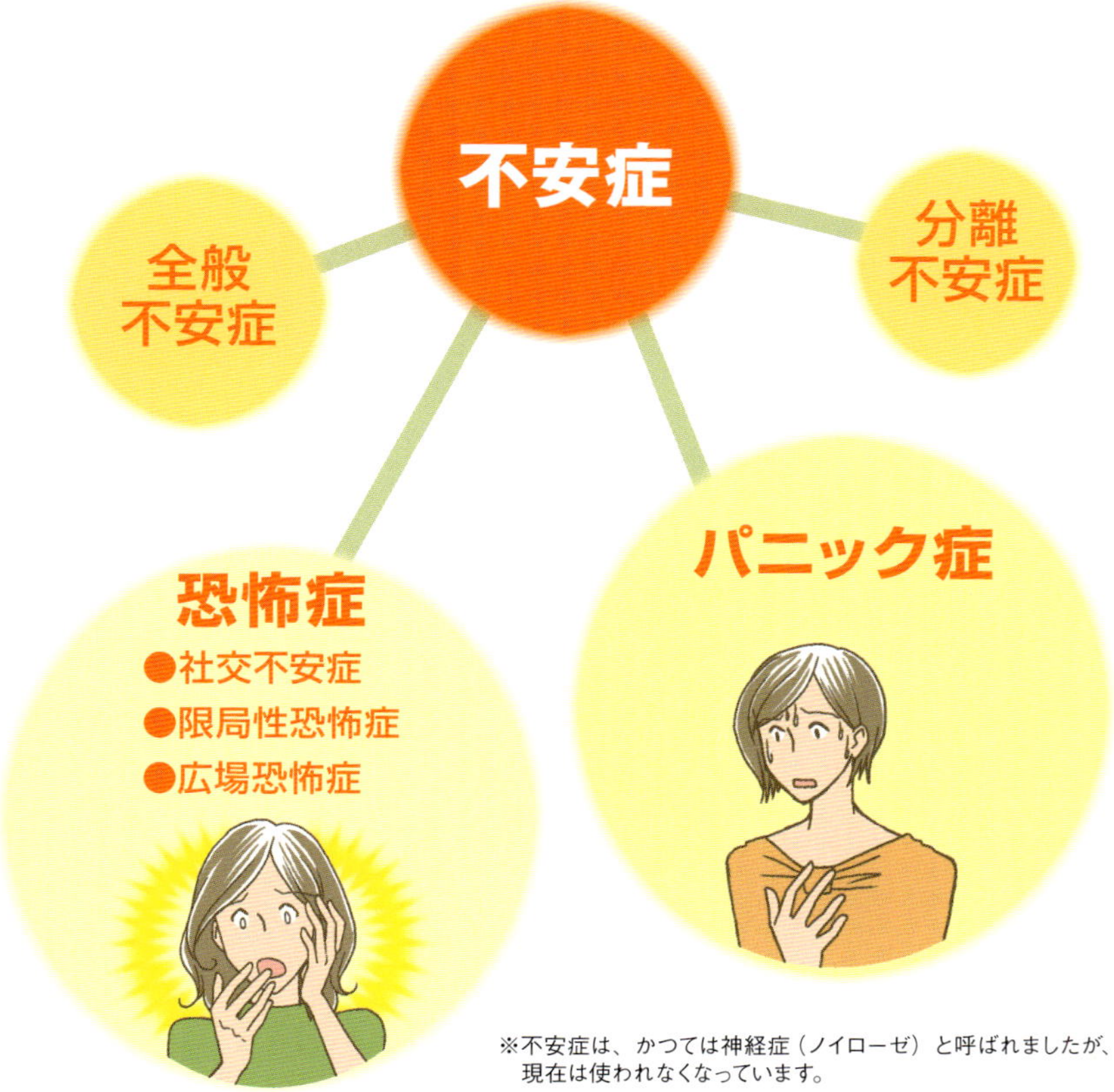

不安症
全般不安症
分離不安症
パニック症
恐怖症
●社交不安症
●限局性恐怖症
●広場恐怖症

※不安症は、かつては神経症（ノイローゼ）と呼ばれましたが、現在は使われなくなっています。

不安の病気には、共通の〝なりやすい〟気質がある

パニック症は〝不安の病気〟です。激しい発作症状を経験することで、病気の根底にある不安感や恐怖感が呼び起こされ、予期不安や回避行動などを強めます。また、広場恐怖症を併発することが多く、「できないこと」「行けない場所」をふやします。不安や恐怖が、患者さんの生活をむずかしいものにしていくのです。

このように、不安が耐えがたいほど大きくなり、心にも（イライラ、緊張感、恐怖感など）、体にも（動

不安症の病気の発症年齢とうつ病

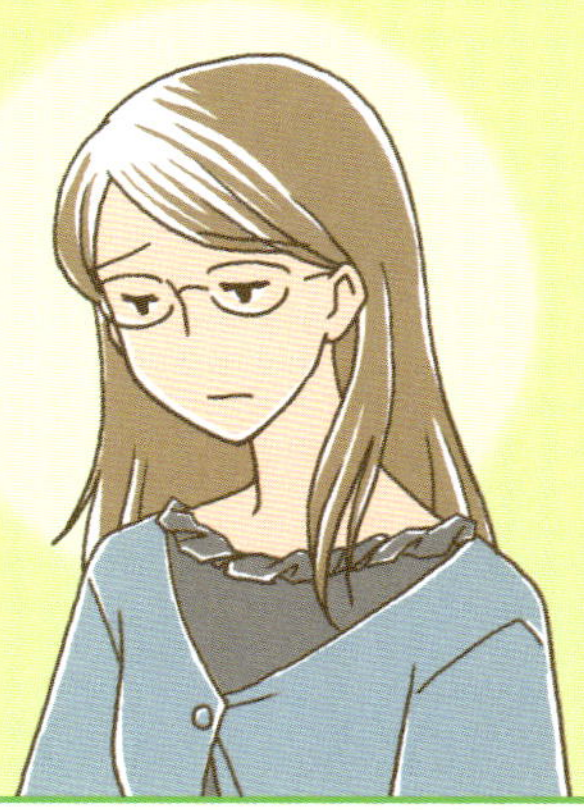

幼少時

人見知りの傾向が、「分離不安症」や「限局性恐怖症」を起こしていきます。「分離不安症」とは、自分が愛着をもつ母親などから離されることに過剰な不安をいだき、頭痛や腹痛などを起こしたり、泣き叫んだりかんしゃくを起こしたりします。パニック症の人には、幼少時に分離不安症があったケースが多く見られます。また「限局性恐怖症」とは、特定のものや状況（※）に過剰な恐怖をいだく症状です。

学童期から思春期

「社交不安症」が起こりやすくなります。恐怖症のひとつで、自分の能力や外見が他人に好ましくない印象を与えたり恥をかいたりすることを恐れる病気です。人から注目される場を避ける回避行動や、赤面などの身体症状があらわれます。

青年期から成年

「広場恐怖症」が起こり、さらに「パニック症」があらわれます。パニック症は、さまざまな不安症の終着点のように起こるのです。

うつ病の併発

うつ病と不安症は、ともに根底に“不安気質”があります。不安症の人には、“なりやすい”ベースがあるため、青年期より「うつ病（非定型）」が併発するようになり、年齢が高くなるほど多くなります。

※ 高い場所、先のとがったもの、虫や蛇などの生き物など。

悸、ふるえ、息切れなど）激しい不安症状が起こって、生活に支障が出るようになる病気のグループが不安症で、パニック症はそのひとつです。

不安症に含まれるのは、「全般不安症」「分離不安症」「恐怖症（限局性恐怖症、社交不安症、広場恐怖症）」があり、いずれもパニック症とよく併発します。

また、パニック症が慢性期に入ると、うつ病も多くなります。回避行動や広場恐怖症のためできないことがふえ、生活を楽しんだり、ものごとに打ち込むエネルギーが少なくなって、うつ病を併発するのです。

パニック症に併発するのは、いわゆるうつ病（定型うつ病）ではなく、非定型うつ病の特徴がある「パニック性不安うつ病」です。軽い躁状態をともなう「双極性障害（躁うつ病）」もしばしば（約半数）併発します。

不安や恐怖が行動を狭め、生活に支障が出る

パニック症の人は80％以上が広場恐怖症を併発するといわれるほど、両者は密接です。ただし、広場恐怖症はパニック症特有のものではなく、現在は独立した病気と考えられています。

不安や恐怖が、「できない」「行けない」をふやす

パニック症では、パニック発作がおさまっても、恐ろしかった発作経験と、それが起こった場所や状況を結びつけて考えるようになり、そのような場所や状況を避けるようになります。

この回避行動が、しだいに「広場恐怖症」になっていきます。「広場」とは広い場所をさすのではなく、発作が起きても逃げられない場所や、助けを求められない場所のことで、このようなところに身をおくことに恐怖を感じ、逃避・忌避行動をとってしまうのが広場恐怖症です。

恐怖の対象は、人によってさまざまですが、交通機関（飛行機、新幹線、高速道路、特急電車など）、見知らない人に囲まれる場所（エレベーター、人込み、長い行列など）が多いようです。

恐怖の対象が広がり、「できないこと」「行けない場所」がふえて、ついには家から一歩も出られなくなるケースもあります。

広場恐怖症は、患者さんを依存的にし、家族や友人を頼って自分ひとりでは行動できなくなる場合もあり、日常生活にさまざまな支障が出てきます。

パニック発作がなくても広場恐怖症は起こる

広場恐怖症は、パニック症患者の80％以上が併発するといわれるほど多く、これまではパニック症の亜分類（下位分類、随伴症状）の「広場恐怖」として扱われてきました。そのベースには、「広場恐怖はパニック発作がもとになって発症する」という考えがあったからです。

しかしＤＳＭ（21ページのカコミ参照）の２０１３年改訂で、広

場恐怖は病気として独立し、「広場恐怖症」となりました。

広場恐怖症では、必ずしもパニック発作が恐怖の原因になっているとは限らないからです。また、パニック症以外の病気（強迫症、閉所・高所恐怖症、心的外傷後ストレス障害〈PTSD〉など）でも広場恐怖症を併発します。

実際、臨床の場では、パニック発作のない広場恐怖症はかなり見られます。ただし、広場恐怖症を単独で診断できる医師はまだ少ないのが実情です。

広場恐怖症があっても、自分では病気と思わず無意識に行動を制限し、高度化（重症化）したまま何年も過ごしてしまう患者さんもいます。重症に進むのを防ぐには、正しい診断を受け、適切な治療を行うことが重要です（広場恐怖症の進行レベルについては上のカコミ参照）。

広場恐怖症のレベル

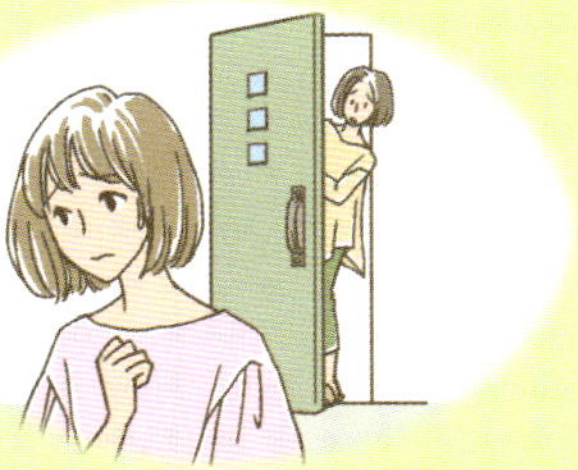

軽度

外出に不安はあるが、どうしても必要な場所だけはひとりで行ける。

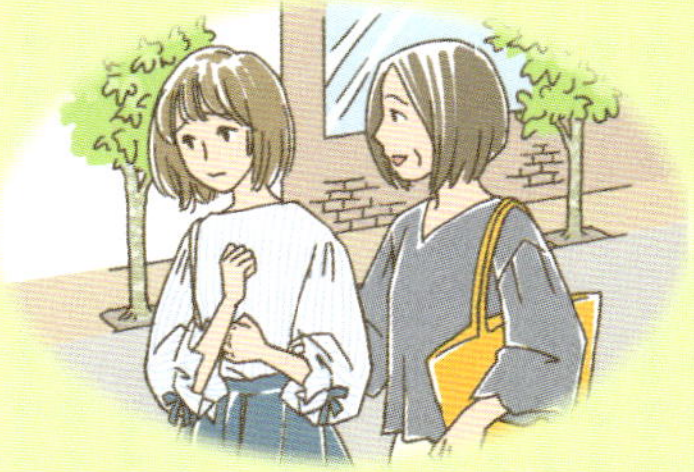

中等度

ひとりでの外出が困難で、行動が制限される。付き添いがあると行くことができる。

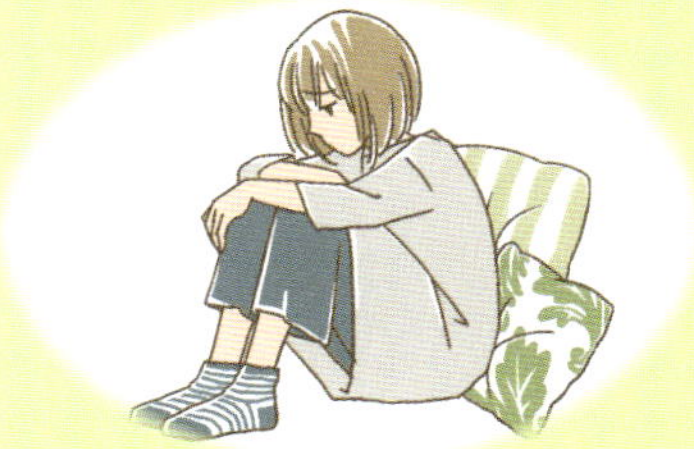

高度

ほとんど家から出られず、引きこもるようになる。

DSM-5は世界的な診断基準

DSM（Diagnostic and Statistical Manual of Mental Disorders）は精神疾患の世界的な診断基準で、米国精神医学会編『精神疾患の分類と診断の手引き 第5版 DSM-5』が2013年に発行されました。これにともない2014年に、日本精神医学会も診断や病名の指針を発表しています。この指針に基づき、パニック障害という名称はパニック症に変更され、広場恐怖が病気として独立して広場恐怖症になりました。ほかにパニック症関連で見ると、不安障害は不安症に変更されました。

COLUMN

パニック症とまちがえられやすい病気

パニック症は、見落とされたり、まちがって診断されたりすることが多い病気です。以下のような病名で診断されても、パニック症が疑われる場合は、一度専門医を受診してみることをおすすめします。

病名	パニック症と似た症状	ポイント
心臓神経症※	心臓自体には、症状を起こすような異常はないのに、動悸、欠脈(脈が飛ぶ)、胸の痛みがくり返し起こる。	
不安神経症※	悪いことが起こるような不安におそわれ、その不安が頭を離れず、呼吸困難や動悸などを引き起こす。	不安神経症はパニック症と全般不安症の2つに分類された。両方を合併することも多い。
自律神経失調症※	検査をしても異常は見つからないが、息苦しさ、動悸、めまいなどの自律神経症状がある。	パニック症のような、強い不安や恐怖をともなわない。
メニエール病	めまい、冷や汗、吐きけ、耳鳴りなど。	耳鼻科の所見(内耳障害)が認められる。
過呼吸症候群	息が荒くなる、両手の指先や口のまわりがしびれるように感じる。息が吸い込めないような苦しさに、死の恐怖を感じる。	心理的要因で起こったり、自己誘発の場合もある。不安・恐怖感は内因性ではない。
狭心症	みぞおちから胸の中央、心臓部にかけて締めつけられるように痛む。痛みは、軽いものから激しいものまでさまざま。	心電図検査で、心筋の虚血状態を調べて診断する。
不整脈	脈がゆっくり打ったり、速く打ったり、不規則に打ったりする。	24時間継続して心電図を記録するホルター心電図検査によって正確に診断する。近年は手術によって治療する。
僧帽弁逸脱症	動悸、胸の痛み、呼吸困難など。	パニック症としばしば合併する。パニック症が軽快すると消失することが多い。ほとんどは治療不要。
側頭葉てんかん	自律神経発作、強い不安・恐怖、意識の障害が見られる。	脳の画像検査や脳波の検査を行い、診断する。
褐色細胞腫	頭痛、動悸、血圧上昇、発汗、吐きけ、不安感など。	血中や尿中のカテコールアミン値検査、腹部の画像検査などで診断する。
バセドウ病	動悸、ふるえ、脈が速くなる(頻脈)、冷や汗、不安感など。	甲状腺機能亢進症ともいう。血液検査で、甲状腺ホルモンや甲状腺刺激ホルモンの量を調べ診断する。
低血糖	動悸、冷や汗、ふるえ、脈が速くなる(頻脈)、めまい、不安感など。	糖尿病の人に、薬物摂取や食事制限やインスリン注射が過剰になると起こる。膵臓腫瘍(インスリノーマ)でも見られる。尿酸値や血糖値を調べて診断する。

※印の病名は、現在は使われていません。

第2章

心的外傷後ストレス障害（PTSD）とは、どんな病気？

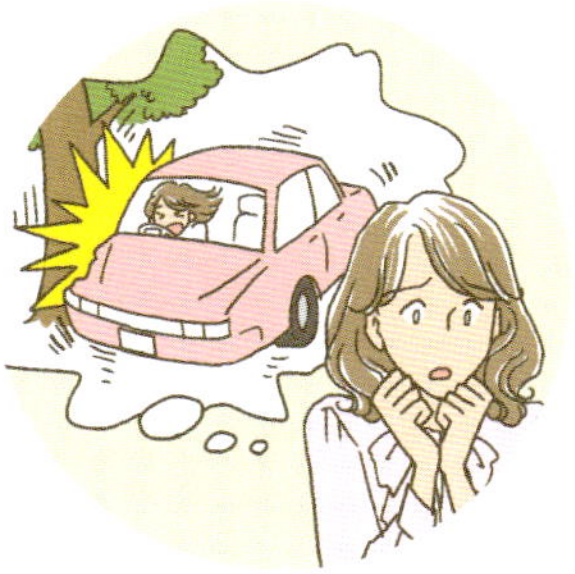

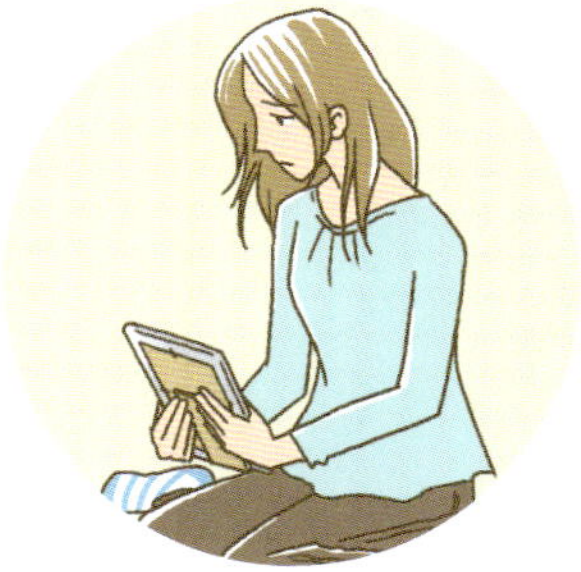

ＰＴＳＤは
トラウマによる病気です。
トラウマとは心（脳）に受ける傷。
生命をおびやかされるような
恐怖を体験し、
それが脳にダメージを与えるのです。
そのため特徴的な症状があらわれ、
生活に支障が出てきます。

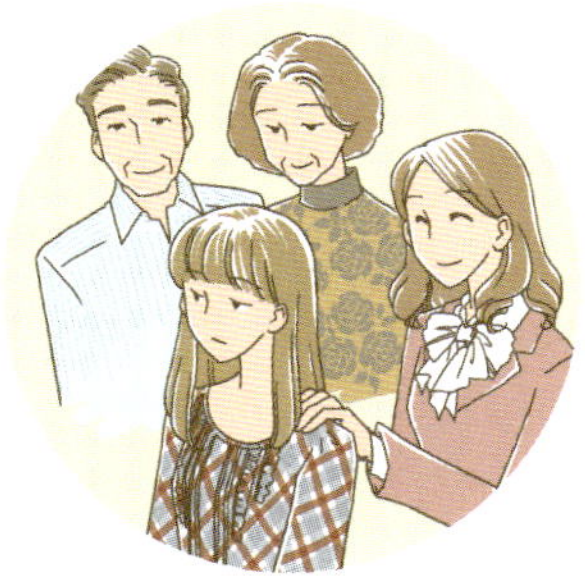

心的外傷後ストレス障害（PTSD）のきっかけ

恐怖体験が心（脳）に衝撃を与え、元に戻せない傷をつくります

戦争、災害、レイプ、交通事故……生命にかかわるような恐怖体験。それがトラウマとなり、後遺症に苦しむのがPTSDです。まだ歴史が浅く、誤解も多い病気です。

心（脳）に受けた傷・トラウマがストレス症状を引き起こす

この病気は、正式名は「心的外傷後ストレス障害」といいますが、最近ではPTSD（Post-traumatic Stress Disorder）という略語がよく使われるようになっています。

PTSDは、生命にかかわるような危険（戦争、災害、事件、事故など）を体験したり、目撃したことによるストレスがトラウマ（心的外傷）となり、特徴的な症状がつづき、生活に支障が出る病気をいいます。

トラウマと脳の変化

特に、幼少期の成長過程でトラウマ体験をすると、脳の発育がダメージを受けやすいといわれます。

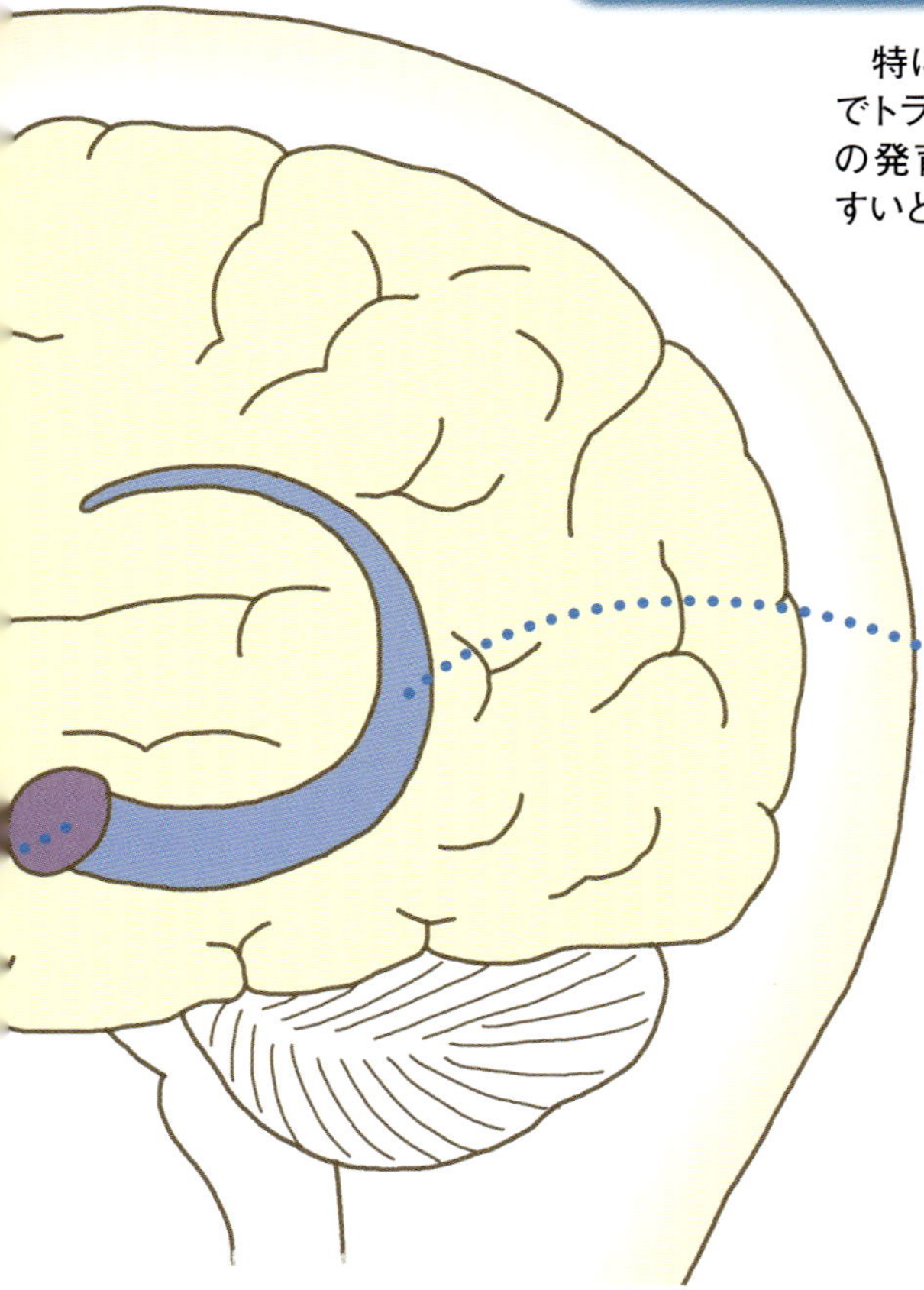

海馬

海馬《かいば》（情動と記憶の調節にかかわる）が発達できず萎縮《いしゅく》します。PTSDの人の脳をMRIで検査すると、海馬の体積の減少が見られるという報告もあります。

PTSDの研究は、ベトナム戦争後進んだ

トラウマによって生まれる心の障害についての研究は、1世紀以上前からありました。

ただし、研究が本格的に進んだのは1970年代。米国におけるベトナム戦争帰還兵や、性的暴力を受けた女性の精神的後遺症が大きな社会問題になったのです。

1980年、米国精神医学会は、それまで「ベトナム帰還兵症候群」「レイプ・トラウマ症候群」「被殴打女性症候群」「被虐待児症候群」など、異なった名前で呼ばれていた症候群を同じカテゴリーに含むものとして、PTSDという疾病概念を示しました。

PTSDは、ひとつの病気として認められてからの歴史が浅く、「自分が弱い証拠」「甘え」「気にしすぎている」などと誤解されることが多いというのが実情です。

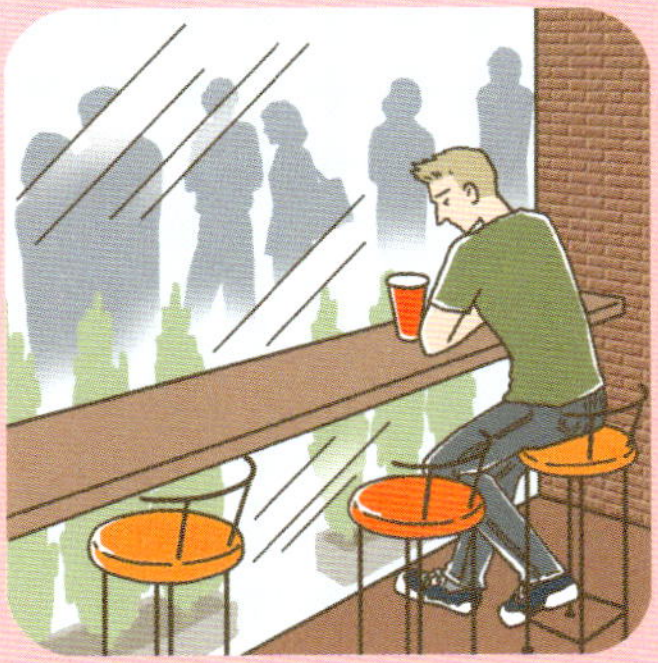

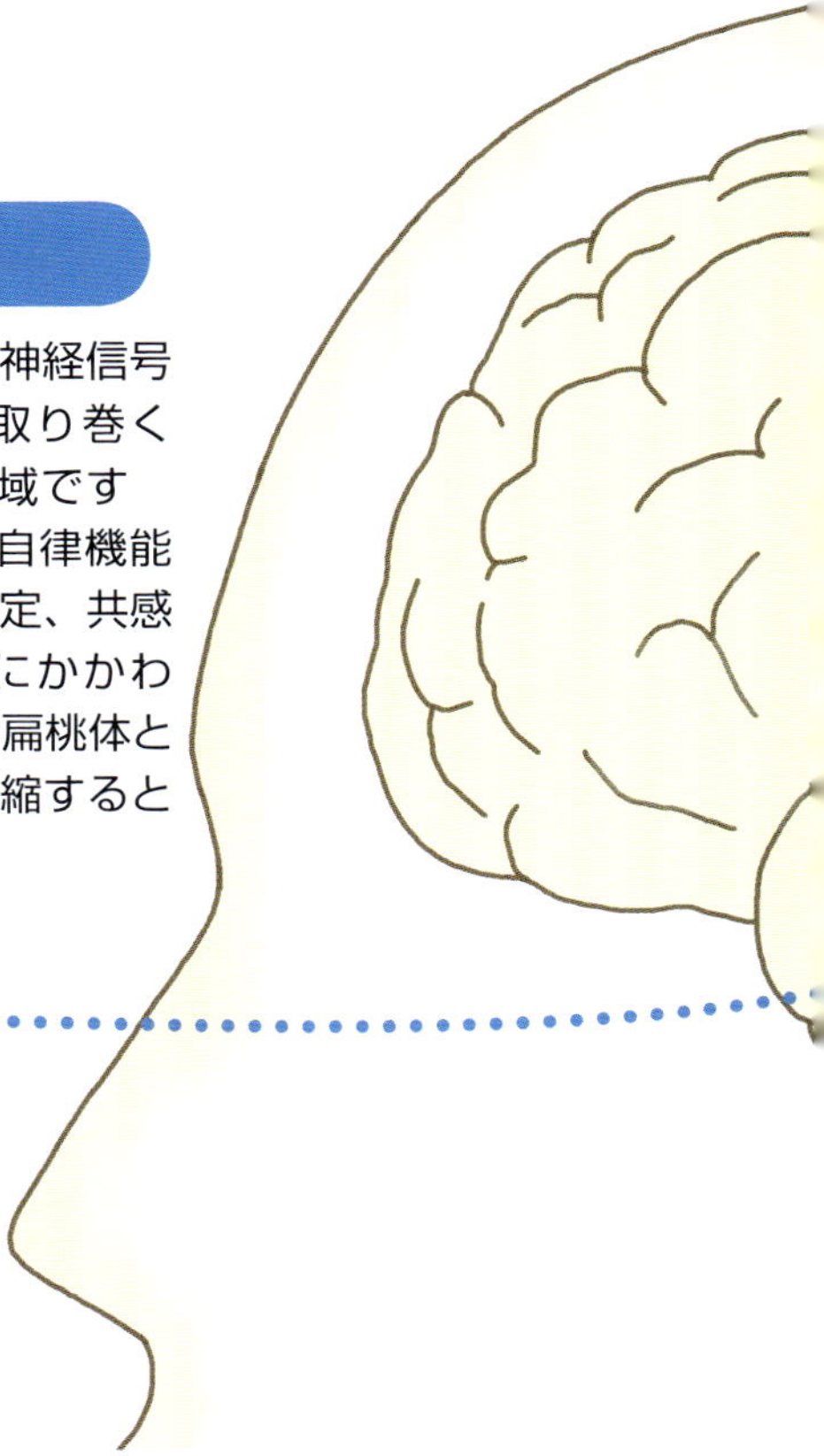

前帯状回《ぜんたいじょうかい》

脳の左右の大脳半球間の神経信号を伝達している、脳梁を取り巻く〝襟〟のような形をした領域です（血圧や心拍数の調節など自律機能のほか、報酬予測、意思決定、共感や情動といった認知機能にかかわる）。PTSDでは、海馬や扁桃体とともに、この前帯状回が委縮するといわれています。

扁桃体《へんとうたい》

扁桃体領域（攻撃行動や恐怖反応、情動的な記憶にかかわる）の血流が低下するといわれます。

トラウマとは、心的外傷、つまり心（脳）の傷のことです。

人間の対処能力を超えるような圧倒的な体験をすると、その人の心は、強い衝撃で変化が起きます。それは、単に心理的な影響を残すだけでなく、脳に「外傷」をつくり、生理学的な変化を起こすことが、研究で明らかになっています。

ただし、トラウマ体験をしても、すべての人がPTSDになるわけではなく、さまざまなリスク因子がかかわります（くわしくは26ページ参照）。

PTSD発症にかかわる因子

トラウマ体験をした人のすべてがPTSDになるわけではありません

トラウマ体験は、たしかに大きなストレスになりますが、必ずしもPTSDを発症するとは限りません。本人のストレス耐性や、発症を抑える力をもつかどうかも影響します。

受けたストレスの強さや、本人の感受性などがかかわる

PTSDは、トラウマになるような体験によって強いストレスにさらされたあとに、特徴的な症状があらわれる病気です。ただし、トラウマ体験をしても、必ずしもすべての人が脳の変化を起こし、PTSDになるわけではありません。

PTSDの発症には、与えられたストレスの強さと、ストレスを受けた人の感受性の程度（ストレスへの耐性）が、相互に関係するといわれています。

原因となるストレスは、母親からひどくしかられる、といった日常的なものではなく、災害、事故、犯罪、戦争など、すさまじい恐怖や苦しみのトラウマ体験（左ページ参照）によるものです。

受けた体験が過酷であればあるほど、ストレスの度合いも強くなり、PTSDの発症率も高くなります。

また、本人の性格傾向も発症に関係します。内向的だったり、神経症的な性格だったりすると、それも発症のリスク因子となります。また、過去にトラウマ経験があると、新たなトラウマに対していっそう脆弱《ぜいじゃく》になる場合があることが知られています。たとえば、レイプ被害者のなかでも、過去に一度レイプを受けたことがある人は、PTSD発症率が3倍になるという報告もあります。

一方、プラス因子もあります。「身近な人の支え」があること、また、過去に「トラウマに対処し克服できた経験」があることは、PTSDの発症を抑える力になることが知られています。

これは、PTSDからの回復を考えるときの大きなヒントになりますので、第5章でくわしく述べます。

PTSDの発症 ─ リスク因子とプラス因子

トラウマ体験

PTSDの診断では、生命をおびやかすほどの強い体験で、恐怖感、無力感、戦慄などの反応があるかどうかを見ます。

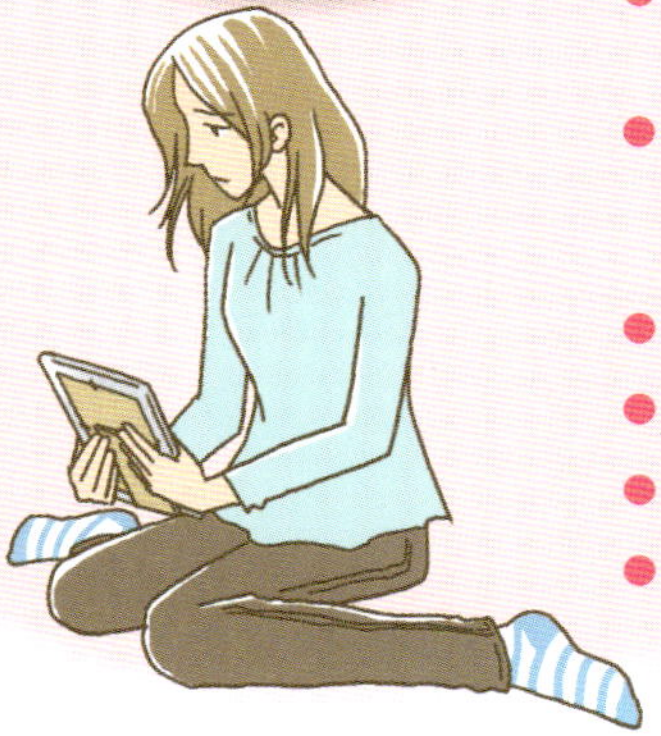

- 自然災害（地震、津波、台風、洪水、火事などの被害。その後の避難生活）
- 暴力・犯罪（家庭内暴力、強盗・傷害・殺人、レイプなどの性犯罪など）
- 虐待・いじめ
- 事故（交通事故、転落・転倒など）
- 戦争（捕虜になり拷問を受けるなど）
- 喪失体験（家族や親しい人の死、家屋の倒壊など）

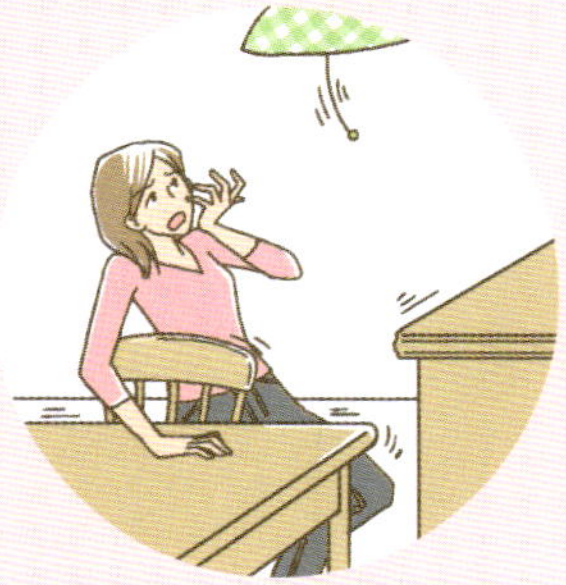

リスク因子 強いストレス

PTSD

プラス因子 発症への抑止力

- 身近な人の支え（話を聞いてもらう、孤立を防ぐ）
- 対応力（トラウマを克服した経験）

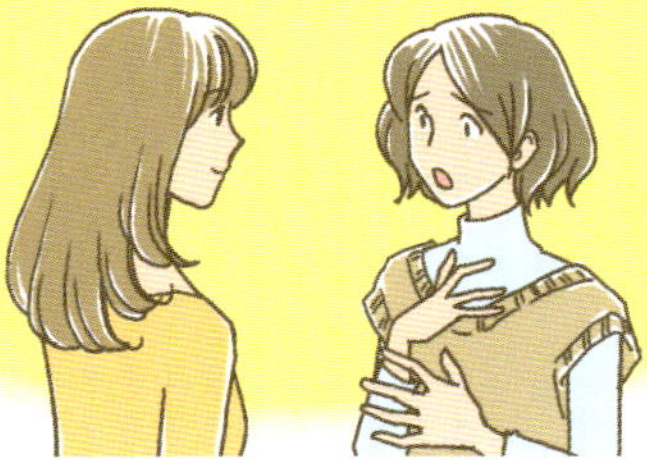

リスク因子 トラウマへの脆弱性

- 内向的な性格
- 神経症的な性格
- 過去のトラウマ体験（レイプなど）

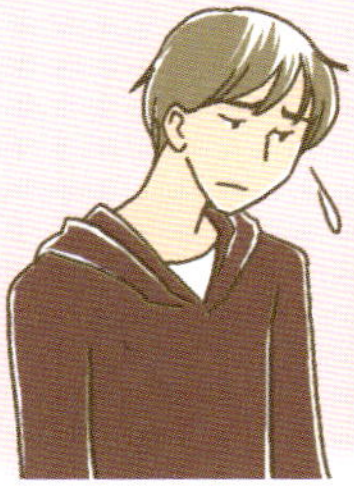

PTSDの症状

3タイプの症状が1カ月以上つづき、苦痛や支障をもたらします

特徴的な3タイプの症状が1カ月以上つづき、生活に支障が出ていれば、PTSDの状態です。症状の持続が1カ月未満であれば急性ストレス障害（ASD）で、解離症状が見られます。

つらい経験がよみがえる、避ける、緊張が高まる

衝撃的なトラウマ体験をすると、心理面、身体面、生活面でさまざまな変化が起こります。

トラウマによって引き起こされる変化を「トラウマ反応」といい、その代表的なものが「PTSD症状」です。

PTSDの症状は、下の3タイプに分けられます。

これら3タイプの症状が1カ月以上つづき、苦痛をもたらしたり、生活に支障が出ているとPTSDと診断されます。症状の持続が1

再体験症状

トラウマとなった出来事を、再体験する症状です。そのときの不快で苦痛な記憶が、フラッシュバックや夢の形でくり返しよみがえります。

特に強烈なのは「解離性フラッシュバック」で、その出来事をあたかも「いま現在」体験しているような状態になります。意識は現実から離れ、周囲が話しかけても反応しない場合もあります。

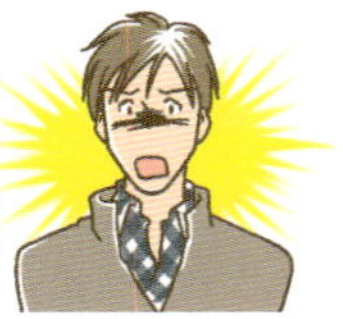

回避・マヒ症状

トラウマ体験と関連する事柄（場所、行動、思考、感情、会話など）を避けます。また、体験そのものを思い出すことができなくなります。

苦痛が起こりそうな場面を避けるため、活動の範囲がせばまり、感情もマヒしたようになって、愛情や幸福感を感じにくくなるなど、心の変化が生まれる場合もあります。

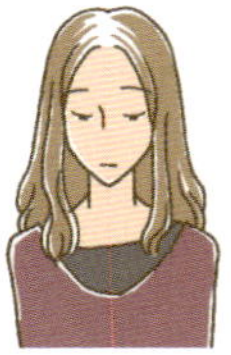

覚醒亢進症状

精神的な緊張が高まり、常にピリピリしているような状態になります。よく眠れない、イライラと怒りっぽくなる、ものごとに集中できない、警戒心が強くなる、ちょっとした物音などの刺激にもひどく驚く、といった状態になります。

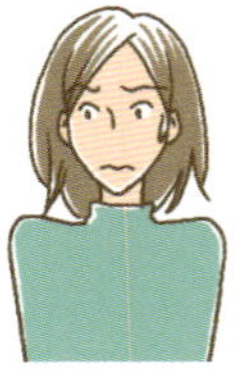

カ月未満の場合は、「急性ストレス障害（ＡＳＤ）」という診断名がつきます。

ＰＴＳＤに移行する前、ＡＳＤの段階で対応すると効果的

トラウマ体験

ASDの診断

体験の直後から症状があらわれている場合は、急性ストレス障害（ASD）として診断を行います。

PTSDの３タイプの症状に加え解離症状があるのが特徴です。

解離症状

トラウマの苦しさや悲しみを受け止めきれず別人格になる状態です。

感情や現実感が失われ、表面的には平然として見えます。

3タイプの症状

- 再体験
- 回避・マヒ
- 覚醒亢進

周囲がサポート

精神を安定させてあげるのがPTSDに移行するのを防ぐポイント。

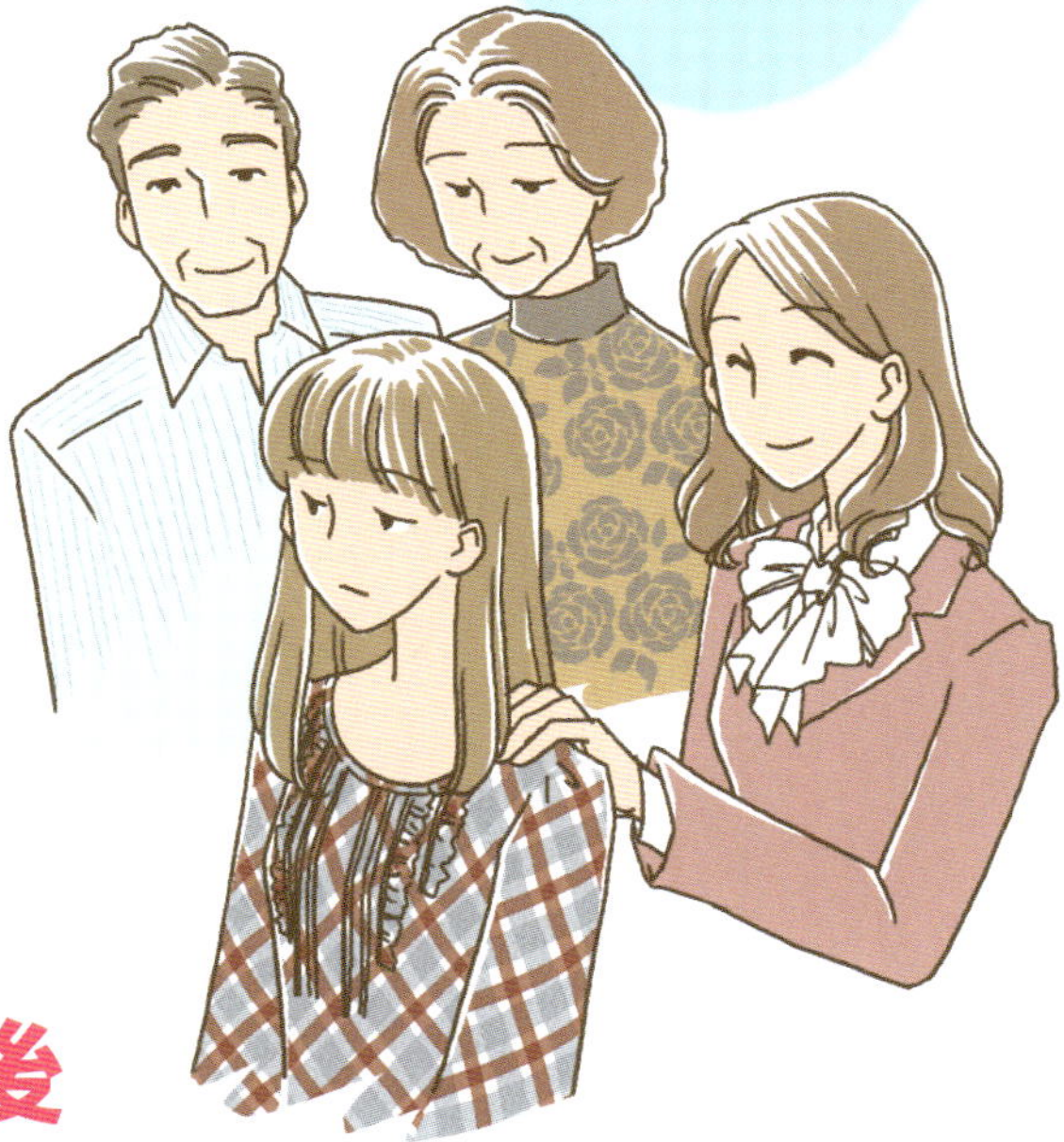

1カ月後

トラウマ体験後、症状が1カ月つづかないとＰＴＳＤとは診断されません。

PTSDの診断

PTSDとパニック症の似たところと違うところ

PTSDもパニック症も、同じ不安をともなう病気です。パニック発作やフラッシュバックなど共通の症状があらわれたり、病気が合併するなど、お互いが深い関係にあります。

どちらの病気にも不安や恐怖がベースにある

PTSDもパニック症も、ストレスや不安、恐怖をベースに起こる病気です。そのため、この2つの病気は深い関係にあり、合併することもよくあります。

【共通の症状、あらわれ方の違い】

PTSDとパニック症の類似点としては、まず共通の症状があらわれることがあげられます。どちらにも、パニック発作やフラッシュバックが起こるのです。

●パニック発作

パニック発作はパニック症の中心的な症状ですが、PTSDでも起こることがあります。

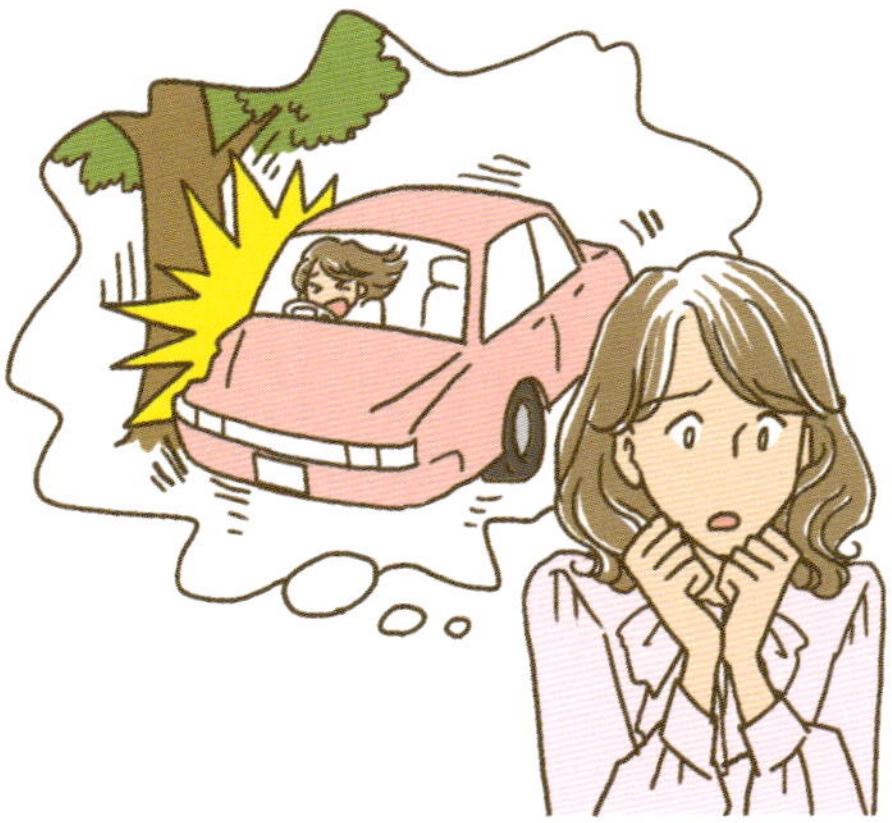

パニック発作がある

パニック発作は、パニック症でもPTSDでも起こります。ただし、パニック症の発作が状況にかかわりなく起こるのに対して、PTSDの発作は、トラウマ体験と重なるような状況に限って起こります。

トラウマがかかわる

PTSDは、トラウマ体験によって発症します。一方、パニック症では、ときにパニック発作自体がトラウマになります。PTSDではトラウマが病気の原因になり、パニック症では病気（症状）そのものがトラウマになる、という違いがあります。

パニック症とＰＴＳＤの関連性

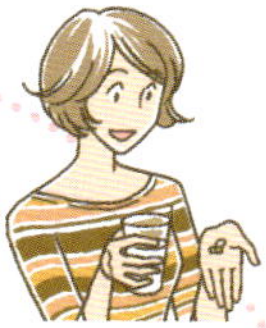

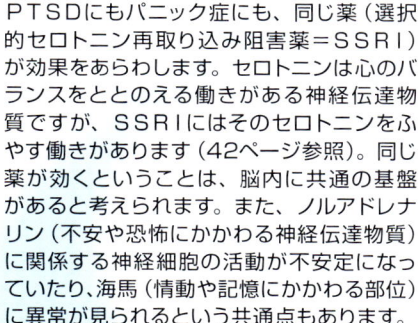

脳に一部共通した特徴が見られる

ＰＴＳＤにもパニック症にも、同じ薬（選択的セロトニン再取り込み阻害薬＝ＳＳＲＩ）が効果をあらわします。セロトニンは心のバランスをととのえる働きがある神経伝達物質ですが、ＳＳＲＩにはそのセロトニンをふやす働きがあります（42ページ参照）。同じ薬が効くということは、脳内に共通の基盤があると考えられます。また、ノルアドレナリン（不安や恐怖にかかわる神経伝達物質）に関係する神経細胞の活動が不安定になっていたり、海馬（情動や記憶にかかわる部位）に異常が見られるという共通点もあります。

フラッシュバック症状がある

ＰＴＳＤでもパニック症でもフラッシュバックが起こりますが、再現される内容はかなり異なります。ＰＴＳＤでは、事故や災害など死に瀕するような激烈な記憶ですが、パニック症では、不安・抑うつ発作が生じ、過去のいやな記憶がよみがえることがあります。治療が進むうちに発作は起こらなくなります。

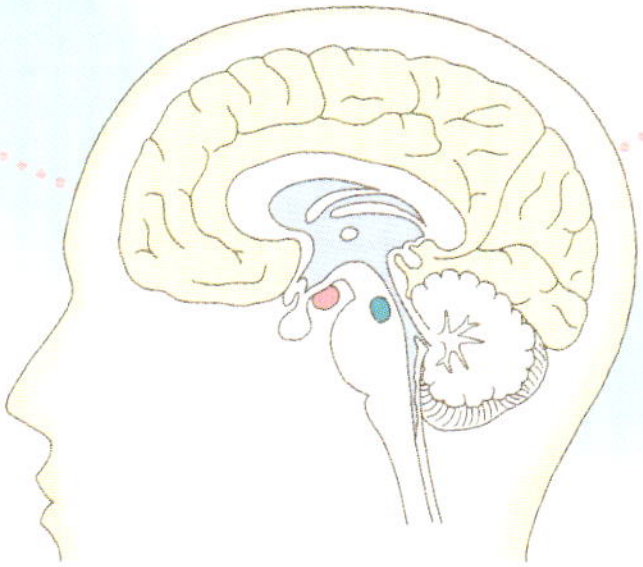

パニック症の発作がなんの理由もなく不意に起こるのに対して、ＰＴＳＤの発作はトラウマ体験を思い起こすような状況でのみ起こります（状況結合性パニック発作）。

ＰＴＳＤでは、発作が起こる理由はわかっているため、発作への恐怖が次の発作を呼び込むような「予期不安」は強くありません。

●フラッシュバック

ＰＴＳＤの中心的な症状に、「再体験（フラッシュバック）」があります。これが、パニック症でもあらわれる場合があります。

パニック発作の体験がトラウマとなり、そのときの状況が視覚的にフラッシュバックされるのです。また、気分が激しく落ち込んだときの不安・抑うつ発作で、過去のトラウマ的な出来事がフラッシュバックであらわれることもあります。

ＰＴＳＤとパニック症の関連性を、上にまとめましたので参考にしてください。

COLUMN

自然災害とPTSD

災害のあとは、心の病気になりやすい

ＰＴＳＤという病気は、日本では阪神・淡路大震災や地下鉄サリン事件をきっかけに、マスコミに大きくとりあげられるようになりました。

東日本大震災の際には、さらにけた違いの被害が出て、災害にあった人の心のケアが注目されました。

しかし実際のところ、自然災害によってＰＴＳＤと診断される人はそれほど多くはありません。

これには、さまざまな要因があると考えられます。

治療を受けにくい心理

災害にあった人は、自分から進んで精神科の診断・治療を受けようとしないという傾向があります。

「生きていられるだけで幸せ」「くじけていては申しわけない」と自分自身を鼓《こ》舞《ぶ》するところがあり、それが、心に問題があることを認めにくくしています。

つらい災害体験を思い出すのを避ける「回避症状」が影響する場合もあります。

また、災害が発生した当初は、自分の苦痛や苦悩を脇におき、身近な老親や子どもの健康状態を気づかうケースもよく見られます。

混乱期より、収束後に出る

このような心理は、当の本人にとっては、なかなか自覚できないでしょう。

しかし、災害のあとは、ＰＴＳＤだけでなく、パニック症、恐怖症、うつ病、アルコール依存症（アルコール使用障害）など、心の病気の有病率が高くなります。

それも、災害が発生した直後の混乱期より、むしろ混乱が収束し、災害によるストレスが軽くなったころにあらわれやすくなります。

恐怖体験がよみがえる、行動範囲が狭くなる、無気力になる、眠れない、いつもピリピリして落ち着かないなどの症状で日常生活に支障があるようなら、精神科を受診しましょう。抵抗があるようなら、まずカウンセラーに相談するのもよいでしょう。

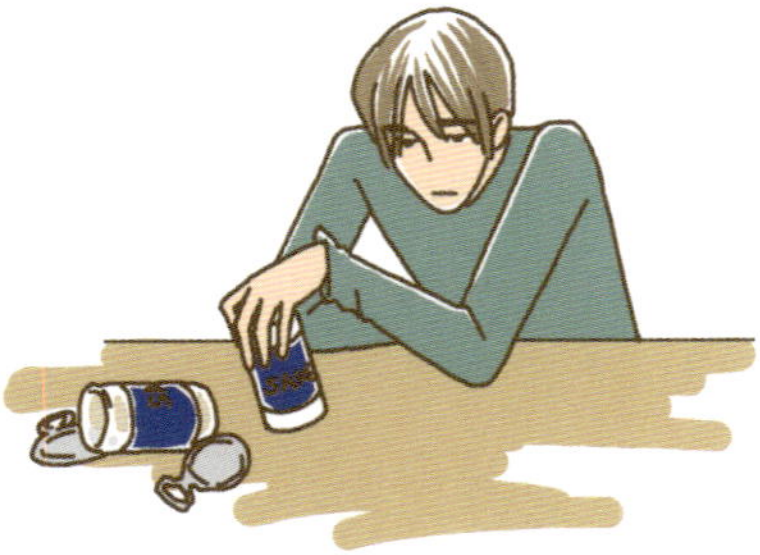

第3章

パニック症・広場恐怖症・PTSDの診断と薬による治療

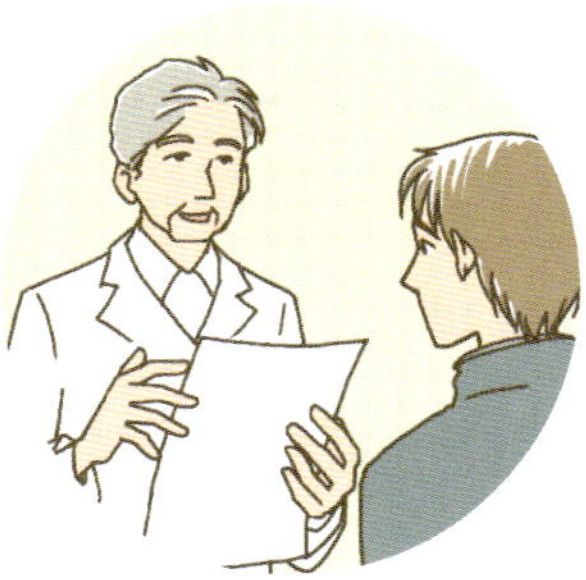

パニック症は
薬がよく効く病気で、
治療は薬物療法が中心になります。
一方、ＰＴＳＤでは、
薬は、症状をやわらげるために
使われます。
信頼できる専門医のもとで、
あせらず治していきます。

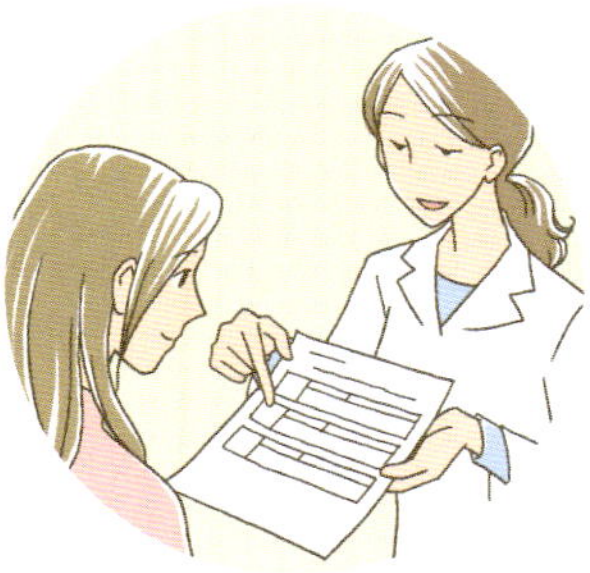

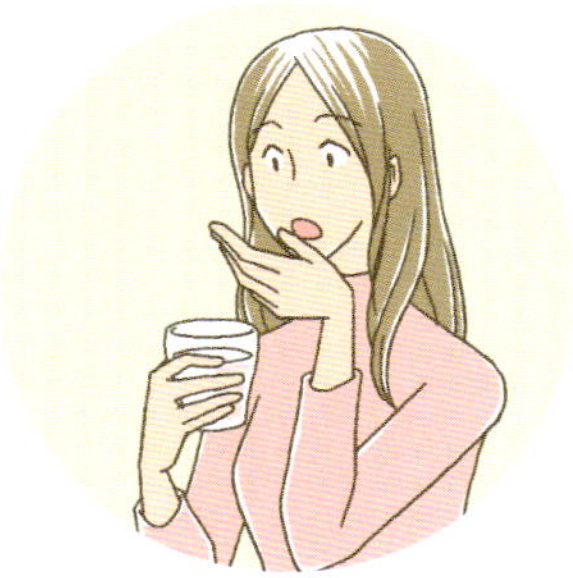

受診

よい医師や医療機関を見つけるポイント

治療を始める第一歩は、医師を受診すること。地域の窓口などで情報が集められます。治療内容や対応などを吟味し、信頼できる医師を探しましょう。相性も大切です。

受診は、臨床経験が豊富で心の病気にくわしい専門医を

適切な医療機関（医師）を受診することは、治療の第一歩ともいえる大切なことです。診断が正しく行われなければ、治療もうまくいきません。

しかし、パニック症や広場恐怖症、PTSDは病気として認められたのが新しく、医療の場でも認識が遅れている面があります。初診の段階で見落とされたり、誤診されるケースがあるのです。

たとえば、パニック発作が起こると、動悸や呼吸困難など身体症状があるため、当初は体の病気を疑って、ほとんどの人は内科や循環器科などを受診します。そこで体の異常が見つからないと、「気にしすぎ」といった説明だけで適切な対応をしてもらえなかったり、自律神経失調症、心臓神経症、気管支ぜんそく、過呼吸症候群などと誤って診断されることがある

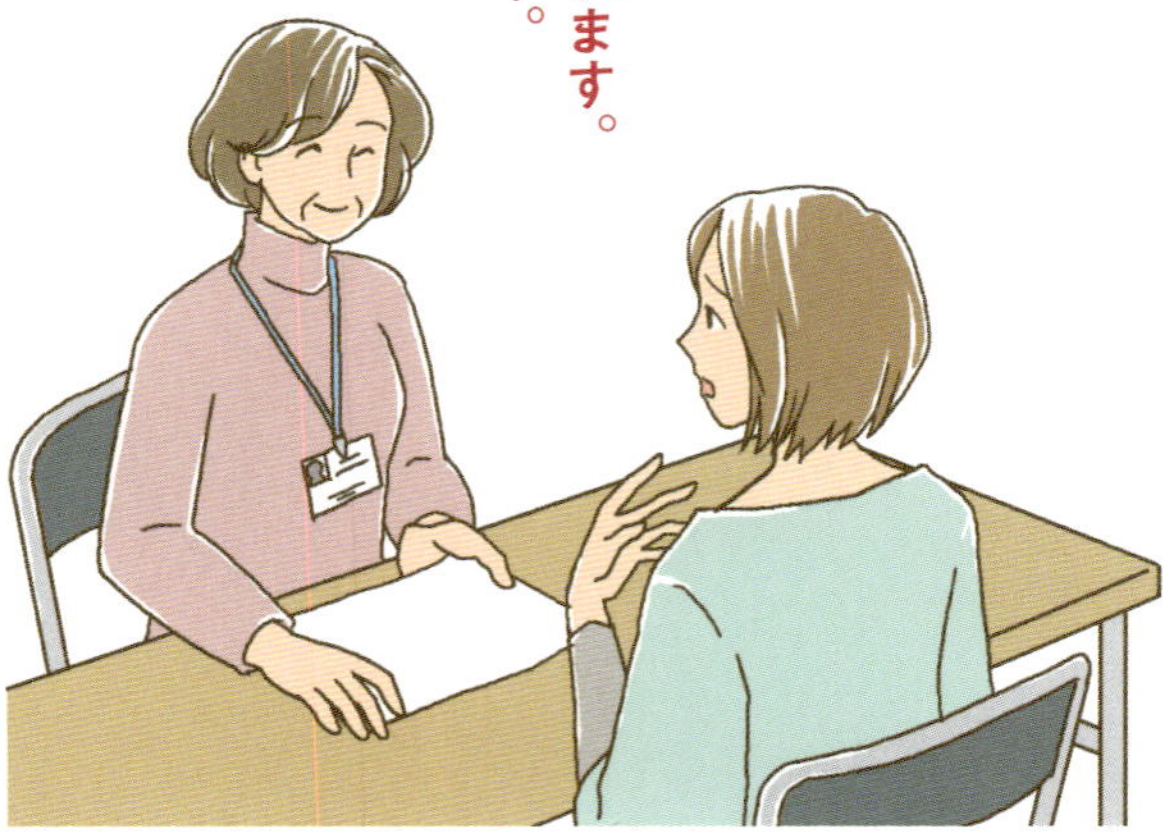

ポイント1 情報を集める

地域の窓口

保健所や保健センター、各都道府県にある精神保健福祉センターは、地域の精神医療情報をもっともよく把握しているところです。「精神保健相談窓口」があり、保健師、精神保健福祉士（精神科ソーシャルワーカー）、精神科医などから専門的なアドバイスが受けられます。電話相談ができるところもあります。

かかりつけ医や勤務先の産業医

パニック症や広場恐怖症、あるいはPTSDの心配があることを相談し、医療機関（医師）を紹介してもらうのもよいでしょう。

インターネットや電話

現在は、ほとんどの医療機関がホームページを設けています。検索をして、情報を集めましょう。電話帳で調べる方法もあります。実際にメールを出したり、電話をしてみて、アクセスや診療時間などを問い合わせてみるのもよいでしょう。対応がていねいで親切かどうかが確かめられます。

ここをチェック！ Check!

- パニック症や広場恐怖症、PTSDの臨床経験が豊富か
- 薬以外の、カウンセリングや行動療法などの治療を行っているか
- 医師、臨床心理士、ソーシャルワーカーなどスタッフ態勢がととのっているか
- 交通機関や周辺環境は通いやすいかどうか
- 地域や、ほかの患者さんの評判がよいか

ポイント2 医療機関を探す

受診は精神科・神経科・精神神経科

精神科医が診療を行っている科には、精神科、神経科、心療内科、心療科、メンタルヘルス科などがありますが、パニック症やPTSDの疑いがある場合は、「精神科」「神経科」「精神神経科」を受診します。精神科病院に抵抗がある場合は、メンタルクリニック（診療所）なら行きやすいでしょう。

なお心療内科は、精神的な要因で起こる心身《しんしん》症（ぜんそく、胃潰瘍、摂食障害、過呼吸症候群など）を扱います。医療機関によっては、不安障害の病気にくわしい医師がいる場合もあります。

また、神経内科は名前が似ていますが、パーキンソン病や脳卒中など脳の器質的な病気が対象で、心の病気は扱っていません。

薬以外の治療も充実しているところ

パニック症や広場恐怖症、PTSDは、薬物療法だけでなく、認知行動療法など薬以外の治療も重要です。ときには、十分な時間をかけカウンセリングを行う必要もあります。心の病気にくわしい臨床心理士がいることは、医療機関を選ぶときの重要なポイントです。

通いやすい

パニック症や広場恐怖症の人には、「ひとりでは電車に乗れない」「人込みを歩けない」といった症状をもつ人が多く見られます。単に自宅からの距離だけでなく、利用できる交通機関や周辺の環境など、「通いやすいかどうか」は大切な条件です。

また、その病院やクリニックを訪れたとき、明るい印象をもてることも重要です。心地よく明るい気持ちで受診できることは、心の病気をもつ人にとっては大きなプラス要素です。

ポイント3 よい医師の条件

正しい診断をしてくれる

パニック症や広場恐怖症、PTSDに不慣れな医師だと、正確な診断がされないことがあります。病気に精通していて、知識や経験が豊富な医師にきちんと診断してもらいましょう。

心と体をトータルに診てくれる

パニック症や広場恐怖症、PTSDは、心と体が互いにかかわり合う病気です。心のトラブルによって体が不調になったり、逆に体の異常から心の変調を起こすことがあるのです。こういった関係を十分理解している医師なら、必要な場合は身体的な診察や検査をしてくれます。患者さんの精神的な悩みに耳を傾けると同時に、身体的な異常のチェックも怠りません。

薬をこまめに調整してくれる

心の病気の治療は、その患者さんにあった薬を見つけることから始まります。ただし、薬が効いたとしても、よい状態が長くつづくとは限りません。医師は、症状のぶり返しや副作用、ほかの病気の併発など、さまざまな変化をとらえ、副作用に対応することが求められます。不必要な薬を出さず、状態に合わせて、こまめに種類や量を調整してくれる医師が望ましいのです。

コミュニケーションができる

心の病気では、医師とのコミュニケーションは治療のひとつといえるほど。話をよく聞いてくれる、互いに通い合うものがある、信頼感をもてる、といったことは医師選びの決め手となるポイントです。医師と患者さんとの間でも“相性”が大切です。

のです（まちがえられやすい病気は22ページ参照）。パニック発作は、パニック症や広場恐怖症、PTSDだけでなく、ほかの精神疾患でも起こることがあり、原因になっている病気を探るためには、専門的な診断が必要です。

日本ではパニック症や広場恐怖症、PTSDにくわしい医師が少ないのですが、だんだんふえています。情報を得るため、地域の窓口（115ページ参照）などで相談してみてもよいでしょう。

診断

パニック症の診断は、ほかの病気との見きわめが重要です

発作の症状は、体の病気やほかの精神疾患によっても起こりますので、見きわめる必要があります。診断は、世界的に使われている診断基準「DSM-5」に照らして行います。

体の病気がないかどうか調べる

パニック発作の身体症状が、体の病気によって起こっているものかどうかを調べます。内科的な検査をして、異常がないことを確認します。必要な場合は、脳波や脳の画像検査が行われることもあります。

問診・パニック発作の確定

発作ではどんな症状があらわれたか、発作はどんな状況で起こったか、また発作前後の状況などを患者さんからくわしく聞き、「パニック発作の診断基準」（38ページ参照）と照らして、パニック発作であることを確定します。

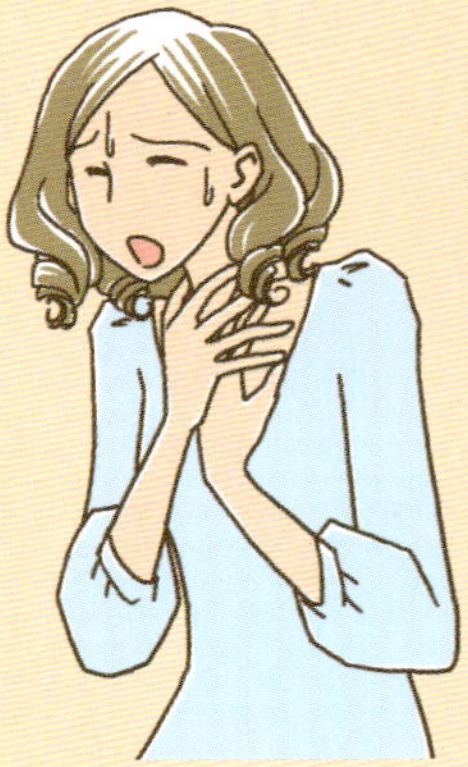

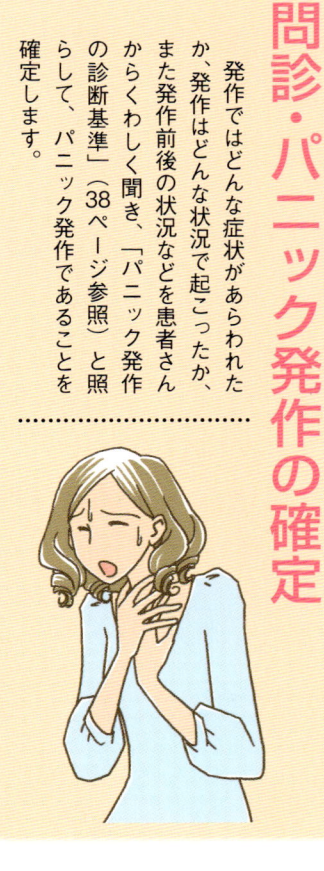

パニック発作があってもパニック症とは限らない

パニック症の中心的な症状は、パニック発作です。ただし、パニック発作があってもパニック症とは限りません。

診断のためには、まず発作の症状としてあらわれる動悸やめまい、呼吸困難などが、体の病気によるものかどうか調べる必要があります。

また、ほかの精神疾患がないかどうかを見きわめることも大切です。パニック発作は、さまざまな不安症の病気でも起こるからです。

パニック症の診断

患者さんの状態を「パニック症の診断基準」（38ページ参照）と照らして、パニック発作がパニック症によるものかどうかを診断します。「症状が1カ月以上つづいている」「予期不安がある」などを調べます。場合によっては、パニック発作がほかの不安症（恐怖症など）や薬物（麻薬、覚せい剤など）によるものではないかどうか調べることも必要になります。

広場恐怖症の有無を調べる

「広場恐怖症の診断基準」（38ページ参照）に照らして、広場恐怖症を併発しているかどうか調べます。パニック症は、広場恐怖症があるかどうかで、治療法が変わってくるからです。

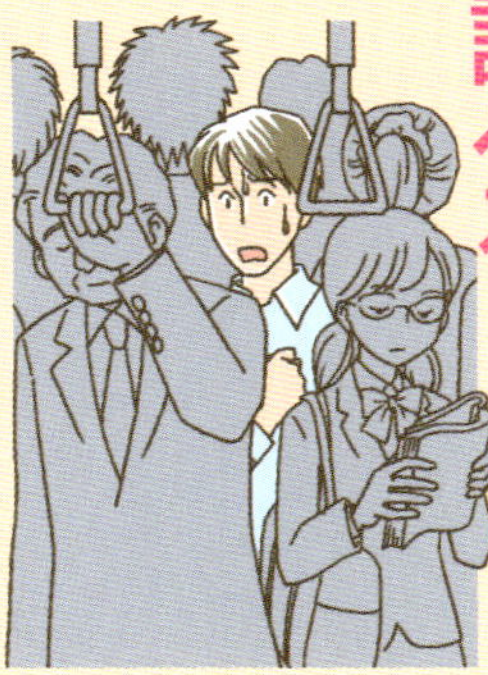

問診・心の背景を知る

患者さんの不安の度合い、日常生活、仕事、学生の場合は学校関係、家族関係、友人関係、どのように育ってきたか（生育歴）、また本人や家族の病歴なども質問したり、場合によっては心理テストが加わることがあります。情報は、カウンセリングなどの治療に生かします。医師には守秘義務がありますので、内容がほかにもれることはありません。

診断は、内科的な検査で体の病気がないことを確認したのち、主に問診によってパニック症かどうかを調べていきます。

問診では、精神医療の世界基準となっている『精神障害の分類と診断の手引き　第5版　DSM－5』（以下、DSM－5と略）が使われます。

パニック症と診断されるためには、「発作が予期せずくり返し起こる」「再び発作が起こるのではないかという不安（予期不安）がある」「症状が1カ月以上つづいている」などの条件があります。

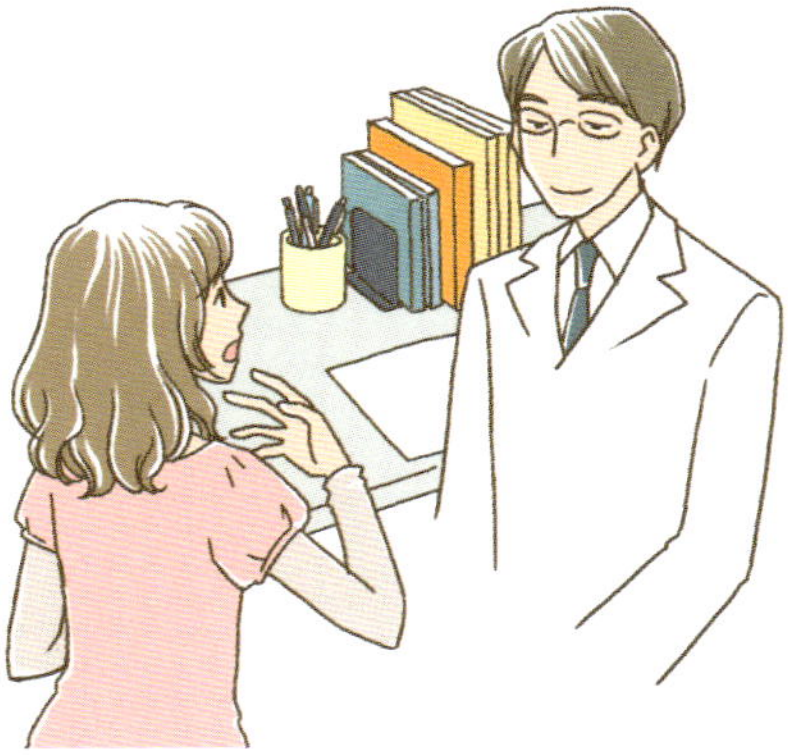

パニック症の診断基準

A 予想しないパニック発作がくり返し起こる

B 少なくとも1回の発作のあと1カ月間（またはそれ以上)、以下のうち1つ（またはそれ以上）がつづくこと
(1)もっと発作が起こるのではないかという発作の結果についての心配(例：コントロールを失う、心臓発作を起こす、“気が狂う”)
(2)発作に関連した行動の大きく不適応な変化(例：パニック発作を回避しようとする行動、たとえば運動や慣れていない状況を避ける)

C この障害は、物質（例：薬物乱用、投薬）、またはほかの身体疾患（例：甲状腺機能亢進症、心肺疾患）の直接的な生理学的作用によるものではない

D この障害は、以下のようなほかの精神疾患ではうまく説明されない
- 社交不安症 (例:おそれている社会的状況のみに反応して生じる)
- 限局性恐怖症（例：恐怖が生じる対象はある特定のものや状況に反応して生じる)
- 強迫症（例：汚染に対する強迫観念がある人が、ごみや汚物にさらされて生じる)
- 心的外傷後ストレス障害（例：トラウマティックな出来事を想起して生じる)
- 分離不安症（例：身近な家族から離れることに反応して生じる)

(DSM-5による)

パニック発作の診断基準

強い恐怖や不快感が突然高まり、数分以内にその頂点に達する。その間、下記のうち4つまたはそれ以上が生ずれば、パニック発作と考えられる。

1 動悸、心悸亢進、または心拍数の増加
2 発汗
3 身ぶるい、またはふるえ
4 息切れ感、または息苦しさ
5 窒息感
6 胸痛、または胸部の不快感
7 吐きけ、または腹部の不快感
8 めまい感、ふらつく感じ、頭が軽くなる感じ、または気が遠くなる感じ
9 冷感(悪寒)、または熱感
10 異常感覚(感覚マヒ、またはうずき感)
11 現実感喪失(現実ではない感じ)
12 異コントロールを失うことに対する、または気が狂うことに対する恐怖
13 死ぬことに対する恐怖

(DSM-5による)

広場恐怖症の診断基準

A 少なくとも以下の5つの状況のうち、2つ以上の広場恐怖の対象となる状況について、いちじるしい恐怖、もしくは不安を生じる
1 公共の交通機関（例：自動車、バス、電車、船、飛行機での移動)
2 開けた空間(例：駐車場、スーパーマーケット、橋)
3 店、劇場、もしくは映画館にいる
4 列に並ぶ、もしくは人込みにいる
5 そのほかの状況で家の外に1人でいる

B 自分を制御できなくなるような症状やパニック様症状が起きたときに、逃げることが困難、もしくは助けが得られないかもしれない状況に恐怖を感じる

C 広場恐怖の対象となる状況において、一貫して恐怖、もしくは不安が誘発される

D 広場恐怖の対象となる状況を積極的に回避するか、同伴者を求めるか、あるいは激しい恐怖、もしくは不安を感じながら耐え忍んでいる

E 恐怖、もしくは不安は、広場恐怖の対象となる状況において、実際に引き起こされた危険性に対して釣り合わない（注：釣り合わないかどうかは、社会文化的状況を参考にする)

F 恐怖、不安、もしくは回避は、少なくとも6カ月持続する

G 恐怖、不安、もしくは回避は、臨床上いちじるしい苦痛、または社会的、職業的、またはほかの重要な領域における機能の障害を起こしている

H この障害は、物質（薬物乱用、投薬)、または一般身体疾患（例：甲状腺機能亢進症）の直接的な生理学的作用によるものではない

I この障害は、以下のようなほかの精神疾患ではうまく説明されない
- 限局性恐怖症━状況型の限定された対象、あるいは状況に対する不安
- 社交不安症や醜形恐怖症の社会的状況に対する不安
- 強迫症に関連した対象、あるいは状況に対する不安
- 心的外傷後ストレス障害（PTSD)のトラウマティックな出来事の想起に関する不安
- 分離不安症における身近な家族から離れることへの不安

(DSM-5による)

治療

パニック症の薬物療法・服用計画

パニック症はがんこな慢性病で、発作がおさまっていても安心はできません。ちょっとした不安や身体症状が広場恐怖症やうつ病に発展したり、残遺症状が固定して、一生つづく持病になるおそれもあります。

薬物療法はできるだけ早期に始め、きちんと服用して徹底的に治しきることが大切です。途中で服用を中断すると病気が再発しやすくなり、あらためて服用を再開しても、それまでの薬の量では病気がコントロールできなくなります。

薬物療法は段階的に進めます。病気のレベルによって異なりますが、中等度以上の患者さんには、下のように行っていきます。

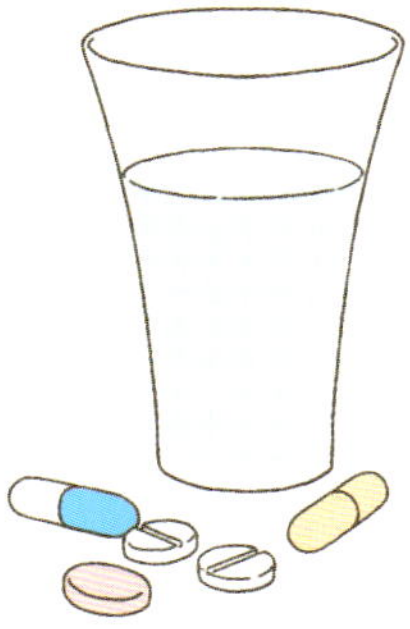

服用開始

2週間～2カ月

服用量の調節期

●最初のステップ。投薬を集中する。

パニック発作をコントロールし、発作が出ないようにすることが目的。

1～3カ月

●次のステップ。服用量を探る。

発作の再燃や残遺《ざんい》症状をコントロールしながら、症状のあらわれ方、薬の効きめ、副作用などを観察する。その人に合った服用量を探る。少ない副作用で、最大の効果があらわれる量を見つける。

半年～1年

維持療法の時期

●服薬をつづける

症状が完全に消えたことを確認しながら、維持療法をつづける。

3～5年

減薬の時期

●薬を段階的に減らす

薬の量を、時間をかけ少しずつ減らしていき、最後は薬を飲まなくてもすむ、ゼロの状態（断薬）にもっていく。減薬は、患者さんが自己判断で行うとうまくいかない。症状の出方を、薬について精通した医師に見てもらいながら、服用量を指示してもらう。減薬は、専門医のもとで行うことが大切。

※服用の期間は症状によって幅があります。

治療

パニック症には薬がよく効きます

パニック症の治療に薬は欠かせません。発作をコントロールしたり、不安を解消して、病気が再燃《さいねん》しないようにします。医師の指示どおり服用して、治しきることが大切です。

薬物療法の効果

発作をコントロールする

パニック症は、パニック発作の恐怖感や苦しみを経験することで不安が高まり、その不安が次の発作を誘発し、悪化していく病気です。

そこで、まず薬を使ってパニック発作をコントロールします。ごくわずかな例外はありますが、パニック発作は薬で完全に調節できます。発作による不安感を、患者さんがくり返し経験しないようにすることは、治療の重要なポイントです。

簡単に興奮しなくなる

脳の神経細胞は、一定レベル以上の刺激が加わらないと反応しないようにできています。しかし、パニック発作によって興奮をくり返していると、刺激がそんなに強くなくても興奮し、誤作動が起こりやすくなります。

反対に、鎮静状態を保つようにすると、刺激に対して抵抗力がつき、簡単には興奮しなくなります。薬によって神経細胞を落ち着かせ、その状態を保っていけば、興奮しやすい体質を変える効果が期待できるのです。

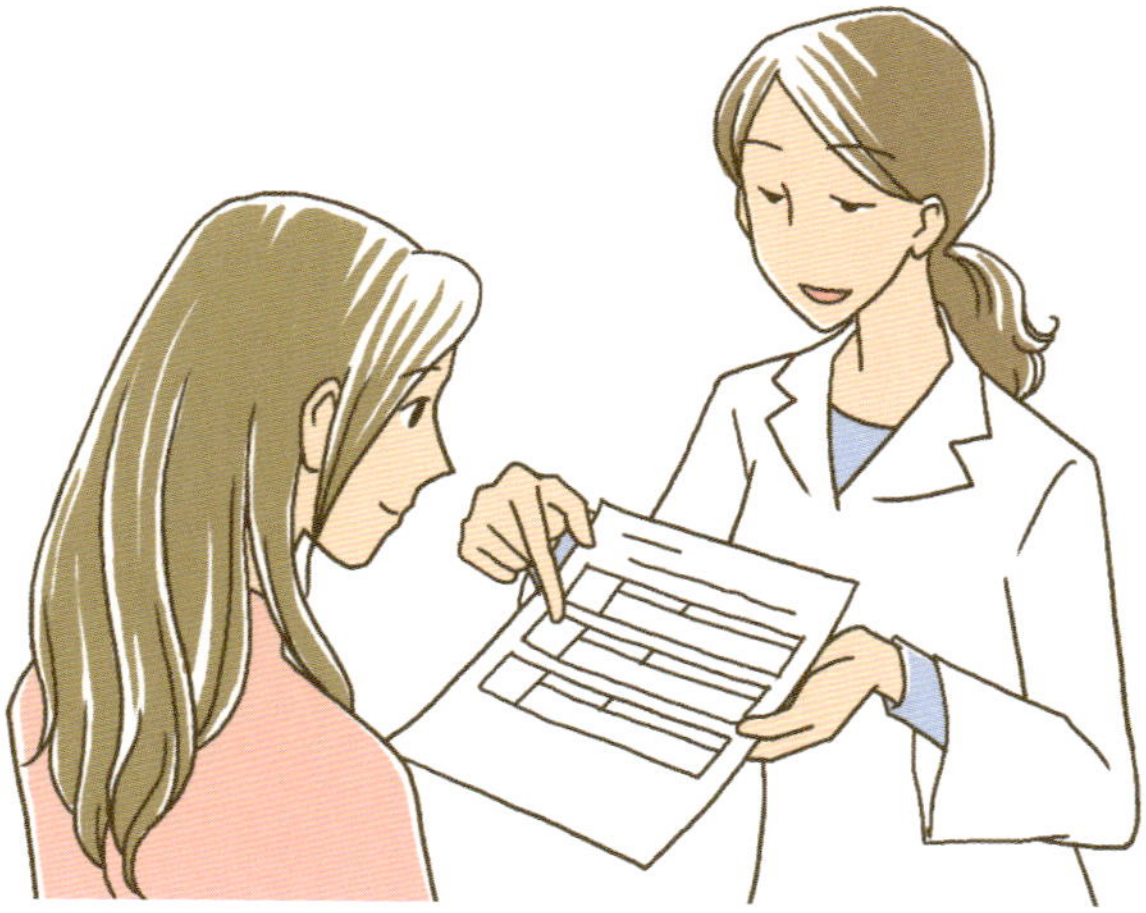

薬の脳への悪影響などは、まったく心配いらない

パニック症には有効な薬があります。薬によって、パニック発作をコントロールしたり、不安感を消すことができるのです。

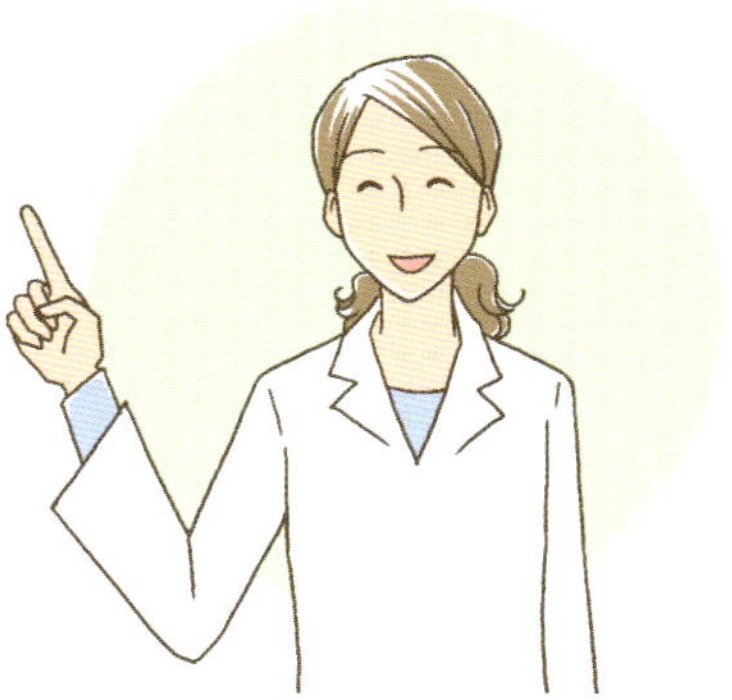

次の発作を予防できる

パニック症のパニック発作は、時間や場所を選ばず発症します。ですから、薬は24時間つねに発作が起こらない状態にするために服用します。発作が起こったときだけ服用しても、ほとんど意味はありません。つづけて服用することで、「次の発作」が起きないように予防することが本当の治療です。

不安感を消す

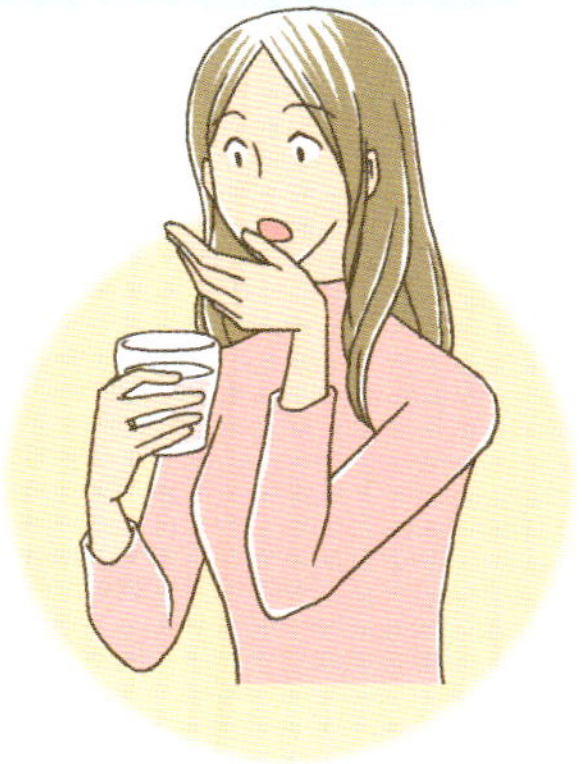

パニック症では、発作がおさまっても、発作ともいえないような状態が残ることがよくあります。胸が重い、少しドキドキする、軽いめまいや動揺感がある……このような状態でも不安感はともないます。この不安がつづく限り、病気に対するこだわりは消えず、広場恐怖症やうつ状態は悪化し、慢性化していきます。

発作がなくても、薬は十分な量を、（状態にもよりますが）1年間くらいはきちんと服用したほうがよいのです。薬の量は、病気の状態に応じて徐々に減らしていくことができます。

薬が効きにくい病気もあるなか、これは、治療をするうえでとても有利なことです。

ところが症状が軽くなると、もうこれでよいと自己判断して、途中で服薬をやめてしまう患者さんがいます。

こういった人は、パニック症の治療薬は脳に作用する薬だから、のちのち脳へ悪い影響が出るのではないか、依存になるのではないか、といった心配をするようです。

しかし、パニック症の治療に薬は必須のもの。脳への悪影響や依存については、まったく心配ありません。途中でやめてしまうことのほうが害は大きいのです。

パニック症の薬物療法は、段階を追って進めていきます。大まかな服薬計画を39ページに示しています。医師の指示どおりに服薬して、きちんと治しきるようにすることが大切です。

治療

パニック症で主に使われるのは、抗うつ薬と抗不安薬です

抗うつ薬のSSRIはパニック症の第一選択薬。高い効果が認められています。これと、ベンゾジアゼピン系の抗不安薬との併用で、治療を始めることがすすめられています。

副作用が少なく効果が高い「抗うつ薬」

SSRI

選択的セロトニン再取り込み阻害薬

セロトニンは精神面に大きな影響を与える神経伝達物質で、心のバランスを整えます。不足をするとキレやすくなったり、うつ病の発症にもかかわるとされます。

SSRIは、このセロトニンが元の細胞に再取り込みされるのを防ぐことで、セロトニンの作用が持続するように働く薬で、パニック症の第一選択薬となっています。

パニック症の治療薬として日本で認可されているSSRIは、パキシル（商品名、以下同）、ジェイゾロフトですが、新しいレクサプロは効果がシャープで副作用が少ない薬です。

【効果】 パニック発作を抑える効果が高いのですが、効くまでに時間がかかります。効果が実感できるまで、少なくとも2～4週間、人によっては8～12週間ほどかかりますので、あせらないようにしてください。

広場恐怖症に対しても、ベンゾジアゼピン系抗不安薬にくらべ、圧倒的に高い効果があります。

【副作用】 副作用は少ないのですが、飲み始めのころ、吐きけ、眠け、めまいなどが出ることがあります。対処法は、少量から服用を始める、胃腸薬を併用するなど。そうすれば問題は起こりません。

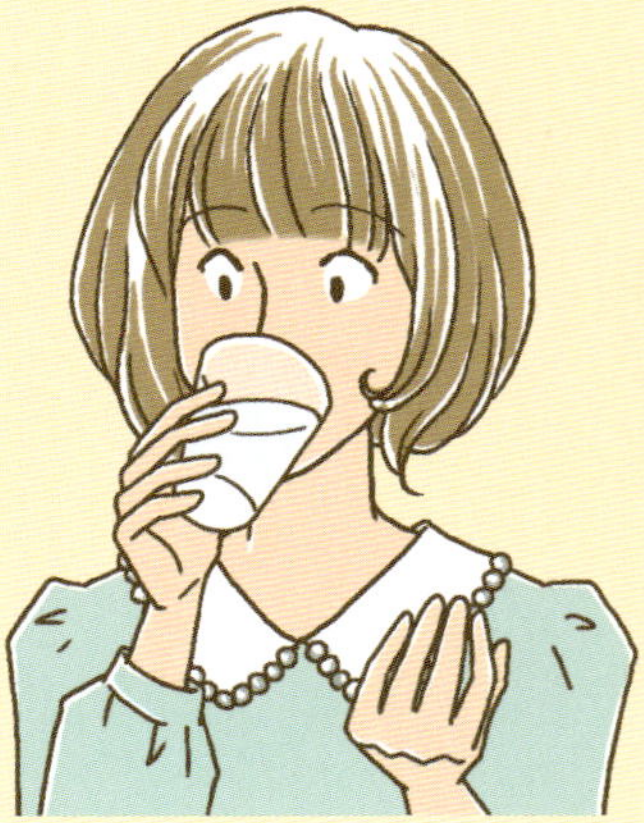

三環系抗うつ薬

ＳＳＲＩが開発されるまでは、パニック症治療薬の主流でした。現在でも、ＳＳＲＩを使えない人、ＳＳＲＩが効かない人、うつ症状が強い人などには、三環系抗うつ薬が適応になります。

トフラニール、イミドール、アナフラニールが使われます。

【効果】 セロトニンとノルアドレナリン（神経を興奮させる神経伝達物質）の再取り込みを阻害して、パニック発作を防ぎます。

【副作用】 アセチルコリンにも影響するため、抗コリン作用（下のミニ解説参照）による、かすみ目、口のかわき、手のふるえなど多様な副作用が起こります。大量に服用すると、心機能を低下させるおそれがあります。

SNRI

セロトニン・ノルアドレナリン再取り込み阻害薬

ＳＳＲＩにつづいて認可された抗うつ薬です。ＳＳＲＩがセロトニンだけに作用するのに対して、セロトニンとノルアドレナリンの両方に作用します。

【効果】 特に意欲低下や無感動に有効で、うつ病を併発したときに適応になります。

【副作用】 抗コリン作用による副作用は少ないのですが、吐き気、頭痛、排尿困難、高血圧などが起こることがあります。

抗コリン作用

抗うつ薬や抗精神病薬には、アセチルコリン（心臓や気道などの筋肉を刺激し収縮させる神経伝達物質）の作用を遮断する働きがあり、これを抗コリン作用といいます。抗コリン作用がある薬では、口の渇き、目のかすみ、便秘、ふらつき、排尿困難（尿が出にくい）、吐きけ、頭痛、頻脈《ひんみゃく》など、多様な副作用が起こります。

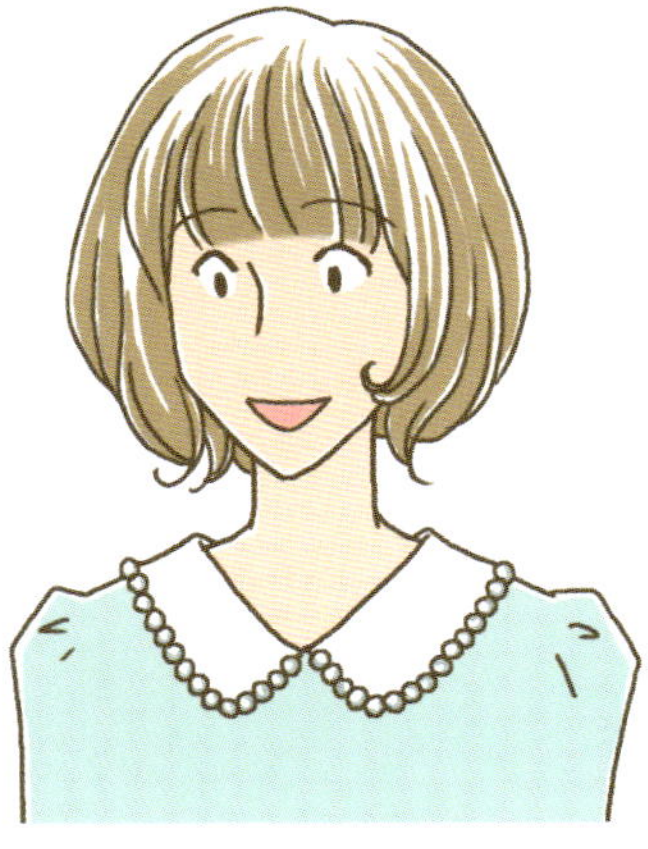

パニック症の治療薬にはさまざまなものがありますが、通常は主に2種類の薬が使われます。ひとつは、抗うつ薬の「ＳＳＲＩ（選択的セロトニン再取り込み阻害薬）」で、もうひとつが抗不安薬の「ベンゾジアゼピン系抗不安薬」です。

発作や予期不安などに早く効く「抗不安薬」

ベンゾジアゼピン系抗不安薬

神経の興奮や不安をしずめる、ギャバという神経伝達物質の活性を高める働きがあります。

パニック症の治療ガイドラインでは、ベンゾジアゼピン系抗不安薬は、抗うつ薬（SSRI）と併用して治療を始めることをすすめています。

SSRIや三環系抗うつ薬は、効果が出るまでの期間が長いのですが、ベンゾジアゼピン系抗不安薬は効きめが早いため、パニック発作が起きたときに応急的に飲むと、しずめることができます。

【効果】 特にパニック発作や予期不安に、高い効果があります。一方、広場恐怖症やうつ病への効果はあまりありません。

【副作用】 眠け、ふらつき、動作が鈍くなる、不器用になる、記憶力や注意力が低下する、攻撃性が高くなる、など。

【注意点】 薬を減らすときは、時間をかけ徐々に減らしていく必要があります。

ベンゾジアゼピン系抗不安薬は、耐性（薬の効きが悪くなる）や依存性《いぞんせい》（飲みつづけるとやめられなくなる）が強く、服用を突然中断すると、症状が再発したり離脱《りだつ》症状（吐きけ、耳鳴り、けいれんなど）が出たりすることがあるからです。

パニック症で推奨されている薬の飲み方

パニック症の治療薬にはさまざまなものがありますが、現在、すぐれた効果があると推奨されているのは次のような組み合わせです。

●SSRI:レクサプロ（商品名、以下同）
●ベンゾジアゼピン系抗不安薬：メイラックス
●その他の抗うつ薬：ドグマチール
●ベンゾジアゼピン系抗不安薬（発作時の頓服用）：ワイパックス

レクサプロは、SSRIのなかでも高い効果が認められています。ただし、飲み始めにまれにイライラ感や興奮などが強まり過活動状態があり、時に吐きけ、食欲不振、眠け、めまいなどがあらわれることがあります。

こういった副作用が気になる場合は、通常の開始量（10mg錠の2分の1）より少ない4分の1錠から飲み始めたり、最初はドグマチールとメイラックスだけで様子を見ながら、レクサプロを加えていきます。

パニック症の治療では、パニック発作や非発作性の不定愁訴、不安感を消失させることが重要ですから、完全になくなるまではレクサプロとメイラックスをふやします。

また、パニック発作や非発作性不定愁訴がなくなっても広場恐怖症が残っている場合は、レクサプロのみ、最大量(10mgを2錠）までふやします。

減薬は、パニック発作や非発作性不定愁訴がまったくなく予期不安ゼロの安定した状態が6カ月以上つづいたら、それまでの量の5分の1くらいを減らします。それで6カ月間再燃がなければ、また4分の1くらいを減薬。これをつづけて治療終了へと導きます。ただ、このように順調な例は少なく、多少の紆余曲折はあります。なお薬は、ドグマチール、メイラックス、レクサプロの順に減薬・断薬していきます。

パニック症の主な治療薬と効果の違い

種類	一般名	商品名	効果			
			パニック発作	予期不安	広場恐怖	うつ状態
SSRI（抗うつ薬）	●パロキセチン	●パキシル	⊚	◎	⊚	⊚
	●セルトラリン	●ジェイゾロフト	⊚	◎	⊚	⊚
	●フルボキサミン	●デプロメール	⊚	◎	⊚	⊚
		●ルボックス	⊚	◎	⊚	⊚
	●エスシタロプラム	●レクサプロ	⊚	◎	⊚	⊚
SNRI（抗うつ薬）	●ミルナシプラン	●トレドミン	—	—	—	◎
	●デュロキセチン	●サインバルタ	○	○	◎	⊚
	●ベンラファキシン	●イフェクサー	◎	◎	⊚	⊚
三環系抗うつ薬	●イミプラミン	●トフラニール	◎	—	◎	⊚
		●イミドール	◎	—	◎	⊚
	●クロミプラミン	●アナフラニール	⊚	—	◎	⊚
四環系抗うつ薬	●マプロチリン	●ルジオミール	—	—	—	◎
その他の抗うつ薬	●トラゾドン	●デジレル	—	—	—	◎
		●レスリン	—	—	—	◎
	●スルピリド	●ドグマチール	○	⊚	◎	◎
		●ミラドール	○	⊚	◎	◎
		●アビリット	○	⊚	◎	◎
ベンゾジアゼピン系抗不安薬（短期作用性）	●クロキサゾラム	●セパゾン	◎	○	—	—
	●ブロマゼパム	●レキソタン	◎	○	—	—
	●ロラゼパム	●ワイパックス	⊚	○	—	—
	●アルプラゾラム	●コンスタン	◎	○	—	○
		●ソラナックス	◎	○	—	○
ベンゾジアゼピン系抗不安薬（中期作用性）	●プラゼパム	●セダプラン	◎	○	—	—
	●フルジアゼパム	●エリスパン	◎	○	—	—
	●クロナゼパム	●リボトリール	⊚	○	—	○
		●ランドセン	⊚	○	—	○
ベンゾジアゼピン系抗不安薬（長期作用性）	●ロフラゼプ酸エチル	●メイラックス	⊚	⊚	—	—
	●フルトプラゼパム	●レスタス	⊚	◎	—	—

⊚：非常に効く　◎：よく効く　○：効果あり　ー：効果はない

治療

抗うつ薬と抗不安薬のメリット・デメリットを知って服用します

効果が出るまでの時間、効き方、依存性などに、SSRIとベンゾジアゼピン系抗不安薬では違いがあります。それぞれのメリット・デメリットを知っていると、服薬の助けになります。

薬の特徴を知ることは治療への理解を深める

抗うつ薬とベンゾジアゼピン系抗不安薬には、それぞれメリットとデメリットがあり、医師が患者さんの状態に合わせて適切な処方を行うことが治療のカギになります。患者さんも、薬の特徴を理解していると、服薬するときの助けになりますので、ポイントを知っておきましょう（左ページの表を参照）。

●効く速度の違い

抗うつ薬はパニック発作にも有効ですが、発作を抑える効果があらわれるまでに数日から数週間かかります。

一方、ベンゾジアゼピン系抗不安薬は即効性があり、通常は数十分で効果があらわれます。パニック発作が起こったとき、応急的に服用（頓服《とんぷく》）すると発作を抑えることができます。たとえばワイパックスは、舌下《ぜっか》で服用すると即効しますので、外出時に持参して不安や恐怖を感じたときに服用する、といった使い方ができます。

ですから、SSRIの効果がまだ出ていない時期は、ベンゾジアゼピン系抗不安薬の併用がすすめられます。ただし、薬で不安や恐怖を避けることは曝露療法にも影響しますので、使用法は必ず医師の指示にしたがいます。

●依存性の違い

SSRIは安全で副作用が少ない薬ですから、治療効果を高めたいときには十分な量が投与できます。また、依存性も少ないので長期間使えます。

一方、ベンゾジアゼピン系抗不安薬は依存性があるため、医師の指示を守り、規則正しく服用します。自分勝手に服用量や回数を変更しないようにすることが重要です。

抗うつ薬と抗不安薬、それぞれのメリット・デメリット

	メリット	デメリット
抗うつ薬（SSRI）	●広場恐怖症に高い効果がある ●うつ病によく効く ●服用回数が少なくてすむ ●長期間使用しても安全 ●副作用が少ない	●効果が出るのが遅い ●服用開始時に不快な副作用（吐きけ、眠け、めまいなど）が出ることがある ●開始時に副作用があると、断薬のときにも副作用が出ることが多い ●ときに服用できない人がいる
抗不安薬（ベンゾジアゼピン系）	●効果が早く出る ●パニック発作への抑制効果がある ●種類が多い ●ほとんどの人が利用できる	●広場恐怖症、うつ病への効果は低い ●副作用（眠け、だるさなど）が出ることがある ●依存性がある ●まれに離脱症状が出ることがある

●断薬のときの注意点

SSRIは副作用が少ないのですが、飲み始めに、吐きけ、眠け、めまいなどが出る場合があります。始めにこのような副作用があった人は、断薬するときにも副作用（断薬症状）が出ることが多いため、医師の指示どおりに減量していくことが重要です。

一方、ベンゾジアゼピン系抗不安薬は、44ページでも述べたように依存性や耐性が生じるため、短期作用性の薬は、服用中に途中で中断すると離脱症状が出ることがあります。そのような場合は長時間作用性の薬に変更し、医師の指示のもとで徐々に減量していくことが大切です。

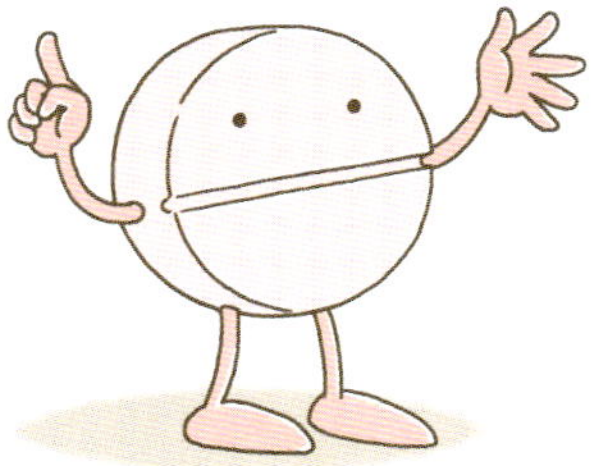

診断

PTSDは、問診・心理検査・専門医の面接結果を総合して診断します

診断基準にそって、本人のトラウマ体験、症状の内容や強さ、心理状態などを調べます。これらの結果を総合し、専門医がPTSDかどうかを確定して治療方針を決めます。

PTSDの検査から治療方針の確定まで

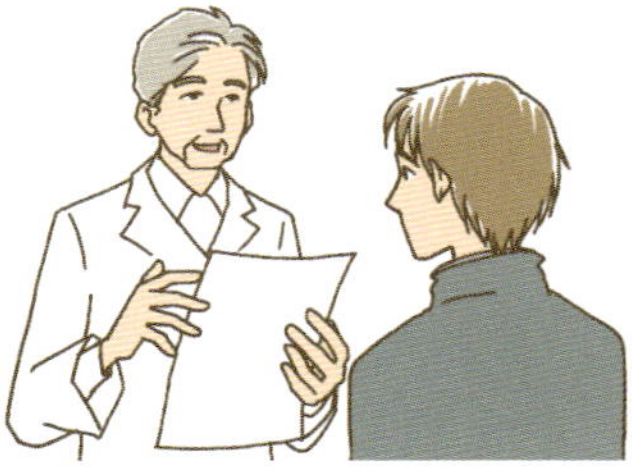

問診

DSM-5に沿って、どんな体験をしたか、現在悩んでいる症状などを患者さんから聞きます。

↓

専門医の面接

問診によってトラウマ反応が確認されたのち、PTSDの専門医が患者さんと面接します。現在、主流になっているのは「臨床診断面接尺度（CAPSと略）」という尺度を使って患者さんに質問していく方法です。この検査は、訓練を受けた専門家でないと行えません。

心理検査

トラウマには心理面が深くかかわります。患者さんの考え方や感じ方の傾向などを心理検査で調べます。

↓

診断の確定／治療方針の決定

診断面接や心理検査の結果を総合して診断を確定し、治療方針を決めます。

PTSDかどうかは専門医が見きわめる

PTSDという名前はかなり知られるようになっています。しかし、「診断名」としての歴史はまだ浅く、どのような病気なのか、きちんと理解している人は少ないのではないでしょうか。

たとえば、自分はトラウマ体験をしたので、PTSDになっていると自己診断する人がいます。しかし、PTSDかどうかは専門医でなければ鑑別できません。

心配がある人は医師を受診し、きちんとした診断を受けてください。PTSDの診断では、「問診」

PTSDの診断基準

A. 実際に、あるいは危うく、死ぬ、重傷を負う、性的暴力を受ける出来事に、以下のいずれか1つ（または複数）の形でさらされた：
（1）心的外傷的出来事を直接体験する。
（2）他人に起こった出来事を直に目撃する。
（3）近親者または親しい友人に起こった心的外傷的出来事を耳にする。家族または友人が実際に死んだ出来事、または危うく死にそうになった出来事の場合、それは暴力的なもの、または偶発的なものでなくてはならない。
（4）心的外傷的出来事の、強い不快感を引き起こす細部に、繰り返しまたは極端に曝露される体験をする（例：遺体を収集する緊急対応要員、児童虐待の詳細に繰り返し曝露される警官）。仕事に関連するものでない限り、電子媒体、テレビ、映像、または写真による曝露には適用されない。

B. 心的外傷的出来事の後に始まる、その心的外傷的出来事に関連した、以下のいずれか1つ（またはそれ以上）の侵入症状がある：
（1）心的外傷的出来事の反復的、不随意的、および侵入的で苦痛な記憶
注：6歳を超える子どもの場合、心的外傷的出来事の主題または側面が表現された遊びを繰り返すことがある。
（2）夢の内容と感情またはそのいずれかが心的外傷的出来事に関連している、反復的で苦痛な記憶。子どもの場合、内容のはっきりしない恐ろしい夢のことがある。
（3）心的外傷的出来事が再び起こっているように感じる。またはそのように行動する解離症状（例：フラッシュバック）（このような反応は1つの連続体として生じ、非常に極端な場合は現実の状況への認識を完全に喪失するという形で現れる）。子どもの場合、心的外傷に特異的な再演が遊びの中で起こることがある。
（4）心的外傷的出来事の側面を象徴するまたはそれに類似する、内的または外的なきっかけに曝露された際の強烈なまたは蔓延する心理的苦痛。
（5）心的外傷的出来事の側面を象徴するまたはそれに類似する、内的または外的なきっかけに対する顕著な生理学的反応

C. 心的外傷的出来事に関連する刺激の持続的回避。心的外傷的出来事の後に始まり、以下のいずれか1つまたは両方で示される。
（1）心的外傷的出来事についての、または密接に関連する苦痛な記憶、思考、または感情の回避、または回避しようとする努力。
（2）心的外傷的出来事についての、または密接に関連する苦痛な記憶、思考、または感情を呼び起こすことに結びつくもの（人、場所、会話、行動、物、状況）の回避、または回避しようとする努力。

D. 心的外傷的出来事に関連した認知と気分の陰性の変化。心的外傷的出来事の後に発現または悪化し、以下のいずれか2つ（またはそれ以上）で示される。
（1）心的外傷的出来事の重要な側面の想起不能（通常は解離性健忘によるものであり、頭部外傷やアルコール、または薬物など他の要因によるものではない）。
（2）自分自身や他者、世界に対する持続的で過剰に否定的な信念や予想（例：「私が悪い」、「誰も信用できない」、「世界は徹底的に危険だ」、「私の全神経系は永久に破壊された」）。
（3）自分自身や他者への非難につながる、心的外傷的出来事の原因や結果についての持続的でゆがんだ認識。
（4）持続的な陰性の感情状態（例：恐怖、戦慄、怒り、罪悪感、または恥）。
（5）重要な活動への関心または参加の著しい減退。
（6）他者から孤立している、または疎遠になっている感覚。
（7）陽性の情動を体験することが持続的にできないこと（例：幸福や満足、愛情を感じることができないこと）。

E. 心的外傷的出来事と関連した、覚醒度と反応性の著しい変化。心的外傷的出来事の後に発現または悪化し、以下のいずれか2つ（またはそれ以上）で示される。
（1）人や物に対する言語的または身体的な攻撃性で通常は示される、（ほとんど挑発なしでの）いらだたしさと激しい怒り。
（2）無謀なまたは自己破壊的な言動。
（3）過度の警戒心。
（4）過剰な驚愕反応。
（5）集中困難。
（6）睡眠障害（例：入眠や睡眠維持の困難、または浅い眠り）。

F. 障害（基準B、C、DおよびE）の持続が1カ月以上

G. その障害は、臨床的に意味のある苦痛、または社会的、職業的、または他の重要な領域における機能の障害を引き起こしている。

H. その障害は、物質（例：医薬品またはアルコール）または他の医学的疾患の生理学的作用によるものではない。

▶いずれかを特定せよ

解離状態を伴う：症状が心的外傷後ストレス障害の基準を満たし、加えてストレス因への反応として、次のいずれかの症状を持続的または反復的に体験する。

1. **離人感**：自分の精神機能や身体から遊離し、あたかも外部の傍観者であるかのように感じる持続的または反復的な体験（例：夢の中にいるような感じ、自己または身体の非現実感や、時間が進むのが遅い感覚）。
2. **現実感消失**：周囲の非現実感の持続的または反復的な体験（例：まわりの世界が非現実的で、夢のようで、ぼんやりし、またはゆがんでいるように体験される）。

注：この下位分類を用いるには、解離症状が物質（例：アルコール中毒中の意識喪失、行動）または他の医学的疾患（例：複雑部分発作）の生理学的作用によるものであってはならない。

▶該当すれば特定せよ

遅延顕症型：その出来事から少なくとも6カ月間（いくつかの症状の発症や発現が即時であったとしても）診断基準を完全には満たしていない場合

以上の基準は成人、青年、6歳を超える子どもについて適用する。

（DSM-5による）

「専門医の面接」「心理検査」を行い、患者さんの状態を総合的に診たうえで判断します。

身体的な検査や脳検査は、PTSD以外の病気との鑑別が必要な場合に行います。

診断には、米国精神医学会による診断基準『精神障害の分類と診断の手引き　第5版　DSM－5』（以下、DSM－5と略）を使います（上記）。

しかし、DSM－5は、戦闘体験やレイプ被害の研究をもとに米国でつくられたもので、基準の範囲がかなり狭くなっています。そのため、明らかにトラウマ体験があり、PTSD症状が出ているにもかかわらず、PTSDの診断基準を正確には満たしていない、というケースはたくさんあります。

このような場合、PTSDとは診断されませんが、症状への対処は必要です（次の50ページの項で見ていきます）。

診断

PTSDの診断基準どおりでなくても、治療は必要です

現在の診断基準は適応の範囲が狭いため、PTSD症状があってもPTSDと診断されない場合があります。しかし、診断名が何であれ、症状で苦しんでいるなら治療は必要です。

トラウマによって起こる病気・病態

PTSD

「再体験」「回避・マヒ」「覚醒亢進」の3つの症状があり、苦痛で、生活に支障が出ている。

ASD（急性ストレス障害）

- 3症状の持続が1カ月未満。
- ほかに「解離症状」がある。

↓

PTSD

- 症状が1カ月以上つづいた時点でASDは、PTSDへと診断が変更される。

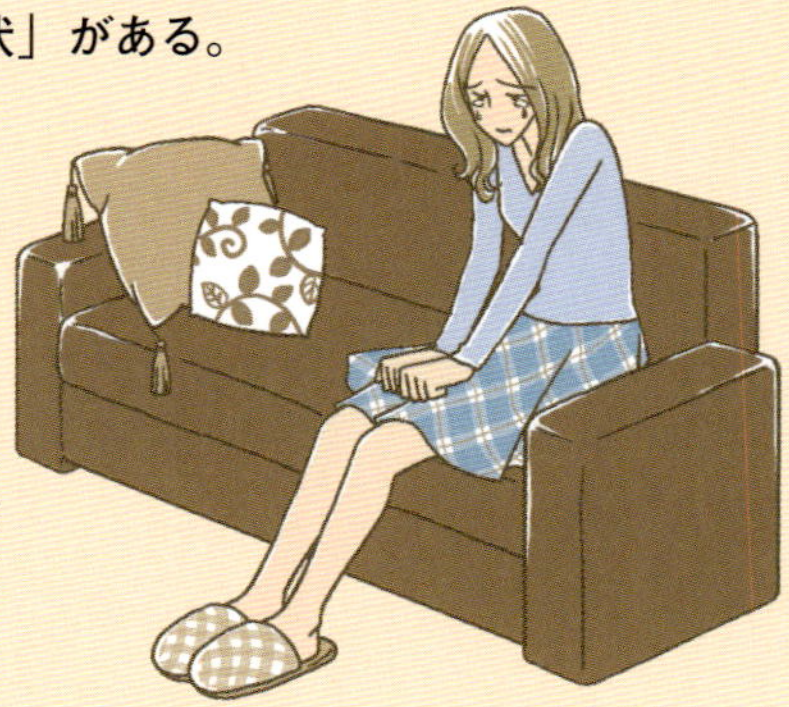

診断基準がどうあれ、トラウマ体験は軽視できない

トラウマ体験によって起こる病気のなかでも、PTSDは代表格です。

また、PTSDのような病態があっても、診断基準どおりではない場合もよく見られます。

たとえば、PTSD症状はすべてそろっていても、きっかけになった体験を客観的に見ると、「命にかかわるほどのものではない」といった場合、現在の診断基準ではPTSDとは診断されません。

また、虐待によるトラウマ体験は、「命にかかわる体験を1回し

複雑性PTSD

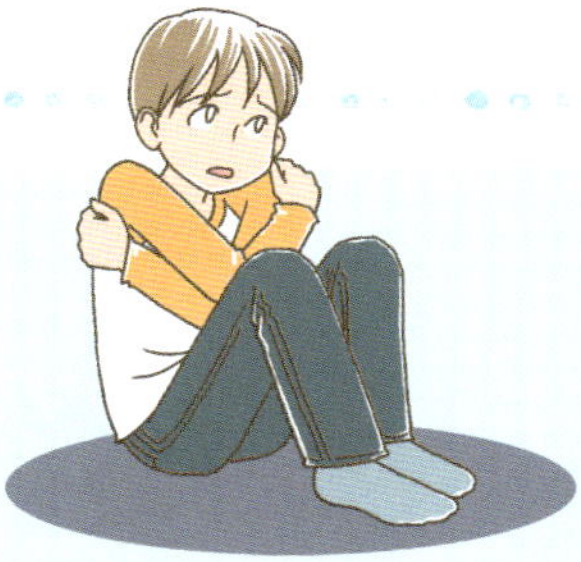

ＰＴＳＤの診断基準（ＤＳＭ－５）は、戦闘体験やレイプによるトラウマ研究にもとづいてつくられており、すべてのトラウマ反応がカバーされているわけではない。そのため、家庭内などで長期にわたる虐待から生まれる病態は、「複雑性ＰＴＳＤ」と呼ぶように提案されている。

複雑性ＰＴＳＤで見られる症状は、自分や身近な人、あるいは世界への信頼感が広い範囲で深刻にそこなわれた結果、あらゆるものに危険があるような気がして、他人も自分自身をもまったく信じられなくなることから起こるといえる。

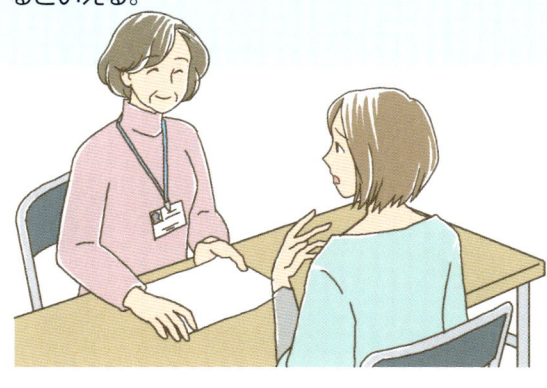

- 感情のコントロールがしづらく、低いレベルの刺激にも激しく反応をする。
- 自己破壊的になり、衝動的にリストカットなどをする。
- 意識がとぎれる解離症状が見られる。
- 痛み、吐きけ、めまい、不眠などさまざまな形で体の不調を感じるが、検査をしても異常は見つからない。

部分PTSD

「再体験」「回避・マヒ」「覚醒亢進」の３症状がそろっておらず、症状が一部に限定されている。完全なＰＴＳＤではないが、治療が必要な場合が多い。

た」というようなものではなく、家庭内のような閉ざされた場所で、一方的な力関係のもと、長期にわたってくり返されるという特徴があります。

　トラウマ体験をした人は、二度とそのような体験をしたくないと思います。心身にあらわれるトラウマ反応は、再びそのような傷を受けないために起こす防御反応といえるのですが、虐待では、トラウマ体験が日常的にくり返されるため、問題は深刻です。

　このような長期にわたる虐待的な環境で生じる病態は、従来の基準だけでは説明しきれない症状もあるため、「複雑性ＰＴＳＤ」として、独立した診断基準にしようという試みもあります（上記）。

　トラウマによって起こる病態は、さまざまです。たとえPTSDの診断基準にはぴったりあてはまらなくても、症状で悩んでいる場合は治療を受けることが大切です。

治療

PTSDでは、薬は症状をやわらげるために使います

薬物療法は、PTSDでは第一選択の治療法ではありません。ただし、行動療法などと併行して薬を使うと、症状が改善し、心身のバランスがよくなって生活しやすくなります。

PTSD治療での薬の役割

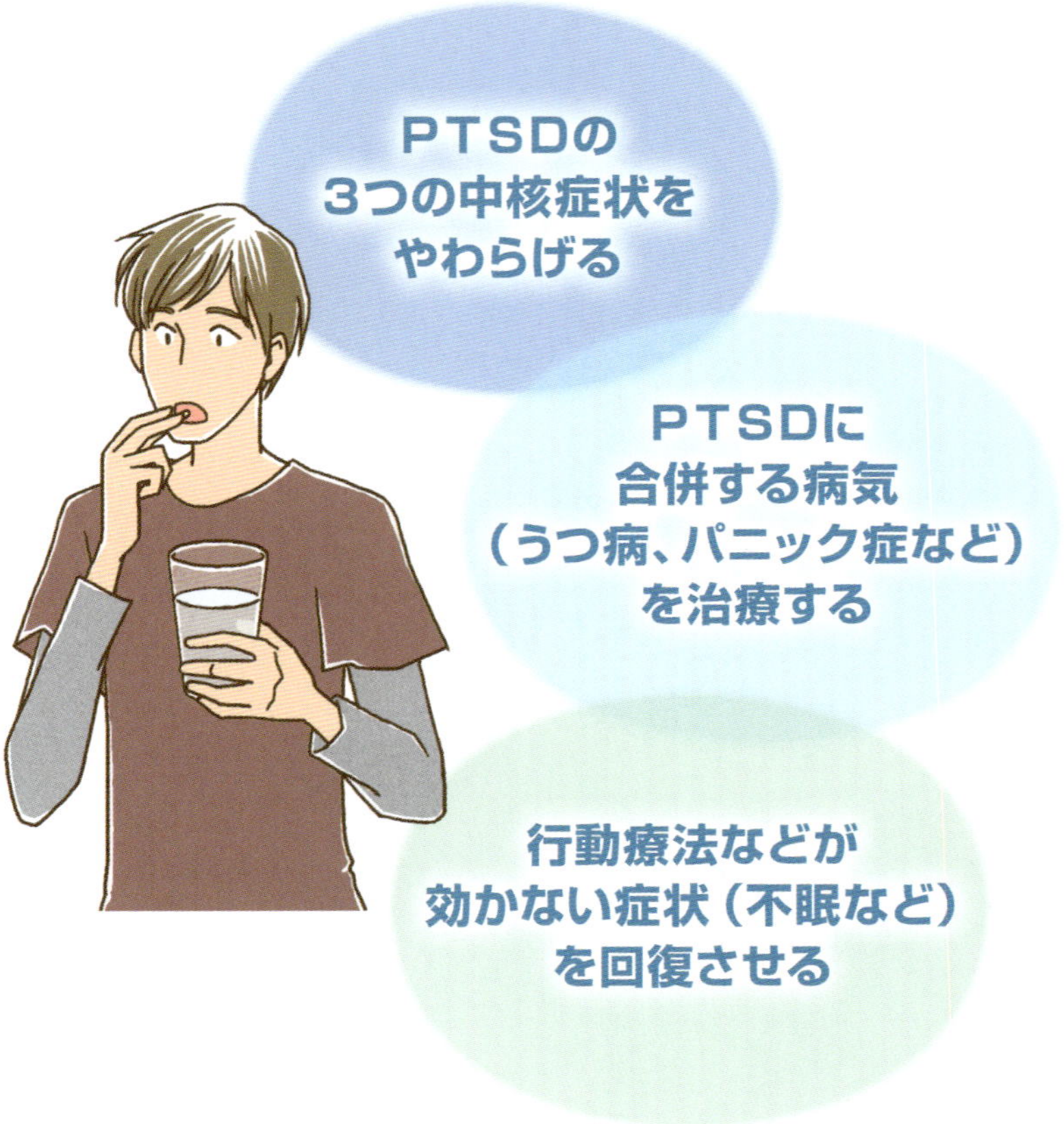
PTSDの
3つの中核症状を
やわらげる
PTSDに
合併する病気
（うつ病、パニック症など）
を治療する
行動療法などが
効かない症状（不眠など）
を回復させる

PTSDの中核3症状を改善するのに役立つ

PTSD治療の国際的なガイドラインで、第一選択となっているのは曝露療法（68ページ参照）です。また最近では、対人関係療法（72ページ参照）やEMDR（眼球運動による脱感作《だつかんさ》と再処理法、70ページ参照）も効果が認められています。

つまり、薬物療法は、PTSDでは中心となる治療法ではありません。では、薬を用いる意味はないのかというと、そんなことはありません。PTSDの患者さんに

ＰＴＳＤに使う主な薬

ベンゾジアゼピン系抗不安薬

- 不眠、不安、焦燥に効果がある。
- 中核3症状には、あまり効かない。
- 使用する薬は、コンスタン、セダプランなど。

SSRI

- ＰＴＳＤの薬物療法では、第一選択薬。
- 「再体験」「回避・マヒ」「覚醒亢進」の中核3症状のすべてに効果がある。
- 効き方は、患者さんの状態（トラウマ体験の背景、重症度など）によって違うので、医師と相談すること。
- 使用する薬は、パキシル、ジェイゾロスト、デプロメールなど。

その他の薬

- 気分安定薬（テグレトール、デパケンなど）を使用することがある。再体験症状や覚醒亢進症状に効果があります。衝動性をやわらげる効果もある。
- 抗精神病薬（ジプレキサ、リスパダールなど）を使用することがある。覚醒亢進症状をやわらげる。

三環系抗うつ薬

- ＳＳＲＩでは効果が出ない場合の選択肢。
- 主に再体験症状をやわらげる効果がある。回避・マヒ症状と覚醒亢進症状にはあまり効かない。
- うつ状態を改善する。
- 使用する薬は、トフラニールなど。

※ＰＴＳＤに使う薬は、パニック症と共通するものがあります。40～47ページの解説も参照してください。
※日本でのＰＴＳＤ治療は、パキシルは保険適応ですが、それ以外は適応になりません。実際には症状に合わせ処方されています。

とっても薬は役立つのです。

ＰＴＳＤに使われるのは主にＳＳＲＩ（選択的セロトニン再取り込み阻害薬）です。「再体験」「回避・マヒ」「覚醒亢進」の３つの中核症状すべてに効果があります。

薬によって症状がやわらぐと、患者さんは心身のバランスがよくなります。心が安定するため、トラウマ体験と向き合えるようになり、感情のコントロールも改善します。

もちろん、薬物療法は、薬以外の治療法（認知行動療法や対人関係療法など）と併用することができます。

ＰＴＳＤの人は、薬という異物が体に入ることに対して警戒心をもつ傾向がありますが、ＳＳＲＩは本来安全な薬で、こわがる必要はありません。

悩んでいる症状を医師に伝え、薬を活用するとよいでしょう。

COLUMN

パニック症（重症の場合）による性格の変化

傷ついた心がとらせる本来とは別の思考や行動

パニック症では、発症の前に大きなストレスをかかえている人が多く、さらに病気によって、ふつうでは理解できないほどの強い不安や恐怖にさらされます。

そのため、重症になっていくほど、健康な心は傷つき、その人が本来もっていたものとは別の思考・行動パターンへと変化していきます。

家族や周囲の人は、病気ゆえのことと理解し、困った行動があっても落ち着いて対応してください。

パニック症の人の心を知るため、「変化」をもたらした背景を考えてみます。

- **依存的**　発症前は行動力があり、なんでも自分でできた人でも、発作の恐ろしさから身を守るため、保護を求める気持ちが習慣化していく。
- **自己中心的**　不安を避けるためにとった手段を選ばない行動が、自分本位の人間にしてしまう。
- **直情的・短絡的**　なにがなんでも、まず発作を避けることを優先するクセが身についてしまう。
- **過敏**　発作によって神経が興奮しやすくなり、ささいなことにも激しく反応する。
- **感情の爆発（キレる）**　神経の興奮による反応性が高まった状態。心に余裕をもつことができなくなる。
- **マイナス思考**　くり返す発作のため、また悪いことが起こるという思考パターンが固定化してしまう。
- **おせっかい**　自他の区別が不明確になり、生来のお人よしが重なって、他人の苦労が人ごとと思えなくなる。相手の気分に、すぐ同調することもある。
- **はまりやすい**　発作のことばかり考えるようになり、ものごとを客観的に考えられなくなる。
- **気まぐれで気分の変動が激しい**　不意に起こる発作のこわさを体験するうち、この世は何が起こるかわからないと刹那《せつな》的な考え方になり、小さなことにも一喜一憂するようになる。
- **気晴らし行動・逸脱行動**　長い間、不安や恐怖にさらされてきたことの反動で、突拍子もない行動をしてしまう。

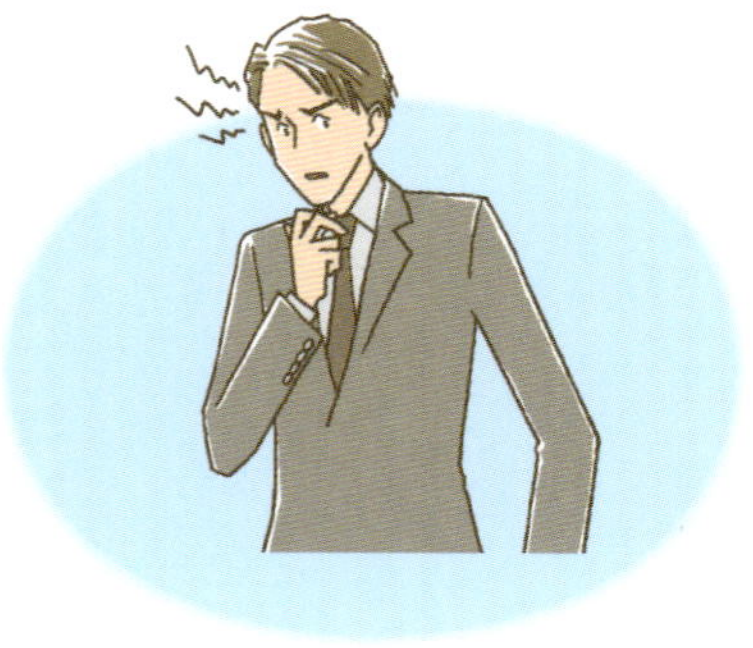

第4章

パニック症・広場恐怖症・PTSDの治療　精神療法

心の病気に
精神療法は欠かせません。
薬では治せない心理的な
ケアを行います。
パニック症や広場恐怖症にも、
PTSDにも、不安や恐怖に
あえて直面し慣れていく
曝露療法（エクスポージャー）が
有効です。

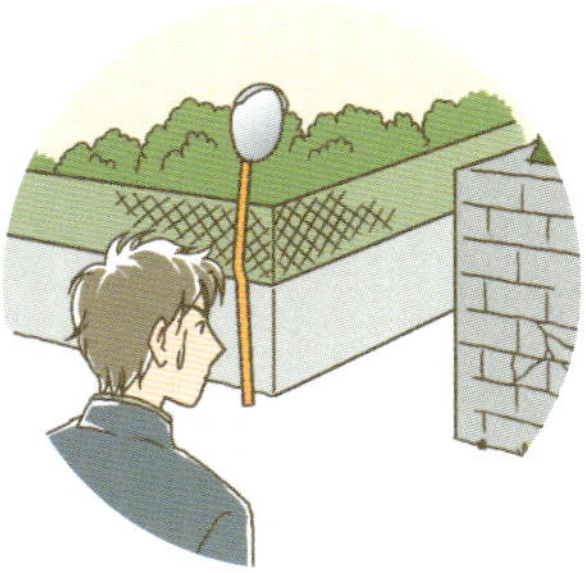

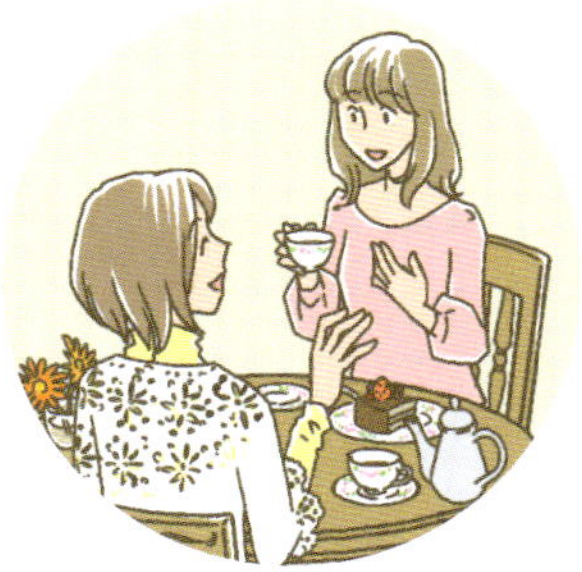

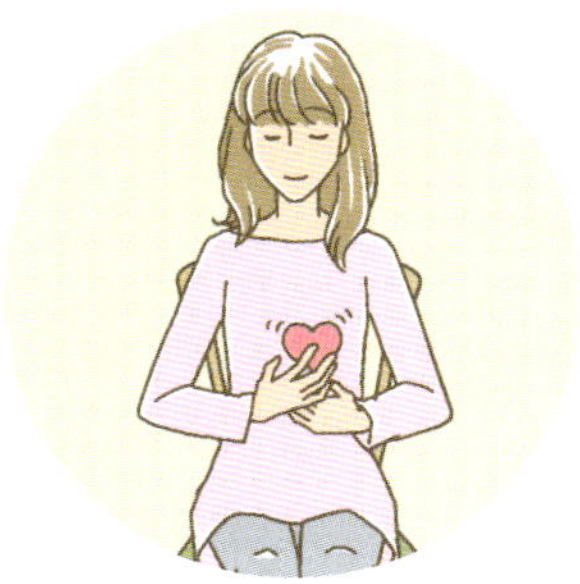

治療

心の病気には精神療法が重要です

病気による考え方の〝ゆがみ〟を直したり、不安や恐怖を克服したり……

薬ではできない心理面の治療をするのが精神療法。医師や臨床心理士が、カウンセリングを中心に導いていきます。

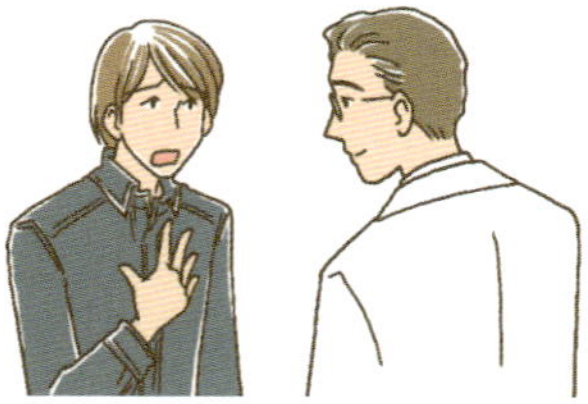

パニック症・広場恐怖症・PTSDに行われる精神療法

パニック症・広場恐怖症

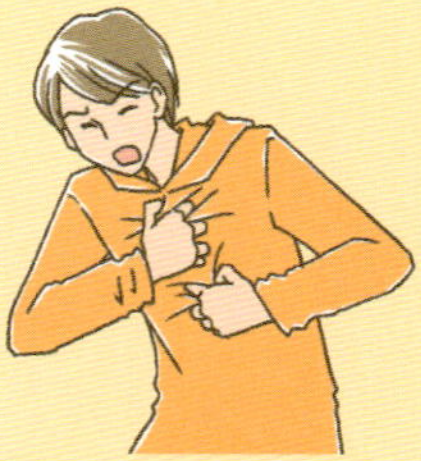

カウンセリング

●病気と向き合えるようにする

まず、ベースとなるカウンセリングがくり返し行われます。医師、あるいは臨床心理士が患者さんの本心を聞き、生活環境や考え方、行動などを洗い出しながら、病気につながる問題点がどこにあるか明らかにし、専門家としてアドバイスしていきます。神経系の病気についての医学的な知識を提供したり、不安への心理状態などを話し合い、患者さんが自分の病気と客観的に向き合えるようなアドバイスも行います。

認知行動療法

●不安な状況に直面しても大丈夫なようにする

病気にとってはマイナスとなるものの見方や考え方の誤った“クセ”を、患者さん自身で直していけるように導くのが「認知療法」。そして、この認知療法と連動して、不安や恐怖が発生しやすい場所や状況に身をさらし（曝露し）、徐々に慣れていくことで、不安が解消されるようにする「行動療法」を行います。行動療法は「曝露療法（エクスポージャー）」とも呼ばれ、薬と併用することで広場恐怖症からの回復をはかります。

認知行動療法は、うつ病を併発した際にも有効です。

自律訓練法

●心や体の緊張を解き、自己コントロール力がつく

体の緊張を解いてリラックスさせることで、心の緊張も解くようにするリラクゼーション法です。刺激に対して過敏に反応しないようになり、不安や恐怖を自分でコントロールする力が身につきます。認知行動療法と同じ効果があります。

精神療法とは

医師やカウンセラーが言葉（対話）を介して、患者さんの認知・情緒・行動に働きかけ、治療していく方法で、心理療法とも呼ばれます。

薬では治せない心理面の治療をする

精神疾患の治療は、脳内メカニズムの研究が進み、薬で脳の不調を調整する薬物療法が主流になっています。

ただし、薬では心の動きまで治すことはできません。たとえば、パニック症は薬によってパニック発作が起こらないようにすることはできます。しかし、発作が起こらなくなっても、発作を恐れる不安感は残り、それは薬では消せません。本来ならなんでもないことを重大に感じ、悪い方向に考える思考パターンは、次の発作を呼び、広場恐怖症にもつながります。こういった後ろ向きの思考パターンを、前向きのプラス思考へと導いていくのが精神療法（認知行動療法）です。

また、ＰＴＳＤでも精神療法は重要です。ＰＴＳＤには、パニック症ほど薬が効かず、エクスポージャー（曝露）をベースにした認知行動療法が治療の第一選択となっています。また、対人関係療法も効果的です。

精神療法にはいくつかの方法がありますが、パニック症や広場恐怖症、ＰＴＳＤには次ページ以下のような治療が行われます。

PTSD

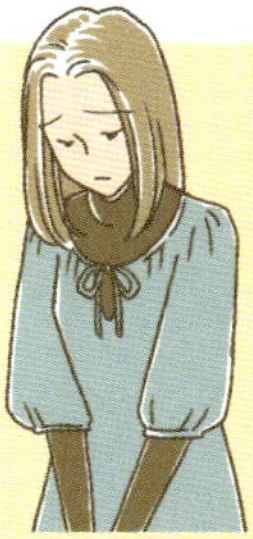

カウンセリング

●トラウマ症状を自覚し理解できるようになる

医師や臨床心理士が、患者さんにどのようなトラウマ反応が出ているかを調べ、本人がトラウマ症状について気づき、把握できるように導きます。トラウマによって起こる変化は正常な反応であると理解し、また人間不信や自己否定を改善してバランスのとれた考え方ができるようにアドバイスします。カウンセリングは、ＰＴＳＤ治療の基本となるものです。

認知行動療法

●トラウマ記憶を受け止められるようになる

ＰＴＳＤの曝露療法（持続エクスポージャー）は、患者さんを苦しめているトラウマ体験の記憶に、あえて直面するようにします。週1回（90分）の治療を、10～15回行います。患者さんはトラウマ記憶をくり返し述べ、自ら語った録音テープは家でも聞きます。また、トラウマ体験の現場や関連するものに近づき、少しずつ慣れていきます。

ただし、ＰＴＳＤの「回避・マヒ症状」に直接メスを入れるため、トラウマ体験を思い出せなかったり、向き合うことがこわくて耐えられない人には行えません。

EMDR

●ＰＴＳＤ症状が軽くなる

「眼球運動による脱感作と再処理法」と訳される、エクスポージャーをベースにした治療法です。医師と面談しながら、トラウマ体験を思い出したり、それと関連することを感じたりするときに眼球を左右に動かすことで、ＰＴＳＤ症状が軽くなっていきます。実施している医療機関がまだ少ないところが難点です。

対人関係療法

●人間関係が改善され、トラウマにも向き合えるようになる

エクスポージャーが向かない人にも可能な治療法です。トラウマ体験そのものではなく、トラウマによって傷ついた「現在の対人関係」に焦点をあて、専門の医師が集中的にカウンセリングしていきます。人間関係が改善され、「自分への信頼感」をとり戻すことによって、結果としてトラウマにも向き合える自信がつきます。効果は、ＰＴＳＤ症状全体にあらわれるとされています。

認知行動療法で誤った思い込みを修正します

病気の根底にある恐怖や不安への誤った思い込み。それを、「認知」と「行動」の両面から修正していくのが認知行動療法です。心理教育から段階的に進めていきます。

認知行動療法は、このように進めていきます

心理教育

パニック症や広場恐怖症のしくみ（パニック発作や予期不安、広場恐怖などの症状はなぜ起こるのか）を理解するために病気の基礎知識を学びます。認知行動療法が病気にどのような働きかけをするかという意義などを知ることで、治療にとり組みやすくなります。

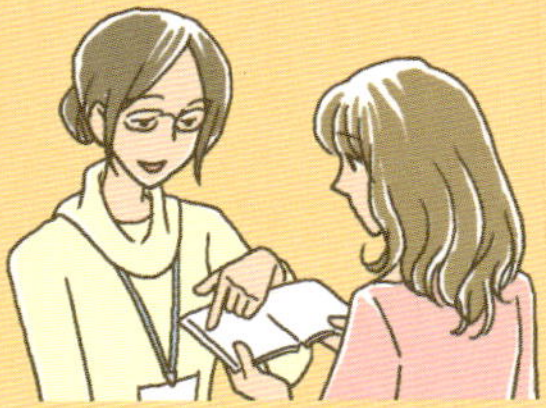

症状の観察や記録

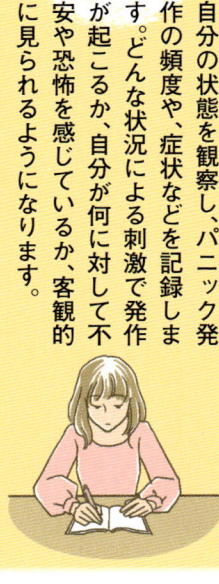

自分の状態を観察し、パニック発作の頻度や、症状などを記録します。どんな状況による刺激で発作が起こるか、自分が何に対して不安や恐怖を感じているか、客観的に見られるようになります。

不安や恐怖を呼び込む心のクセを変えていく

パニック症は、パニック発作がおさまっても、予期不安や広場恐怖症の症状がかなり長い間消えずに残ります。

たとえば、心臓がドキドキしただけで「このまま死ぬのではないか」と感じる。あるいは、電車に乗っていたときパニック発作の体

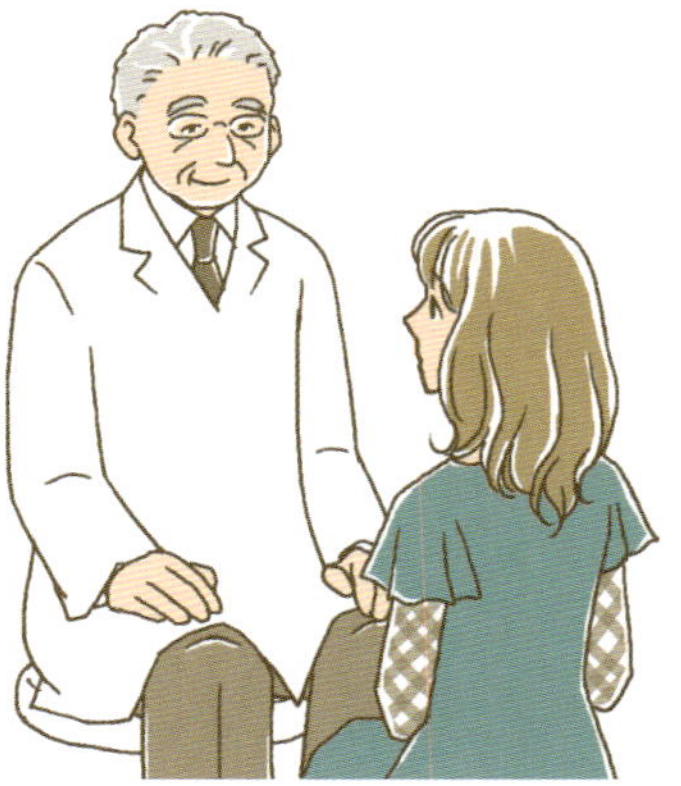

リラクゼーション法の指導

自律訓練法や、呼吸法の指導を受けます。刺激に対して過敏になっている状態を、リラックスすることで自己コントロールし、落ち着かせます。やり方を専門家から教わり、自分でもできるようにします（63ページ参照）。

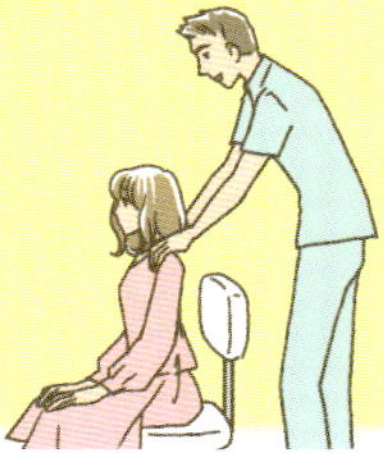

認知の再構成

恐怖は、自分の身体感覚を必要以上に悪く解釈し、危機的状況と誤って認識してしまうところから生まれるとされます。そこで、自分の解釈に誤りはないかどうかを検討し、恐怖への認知を再構成します。

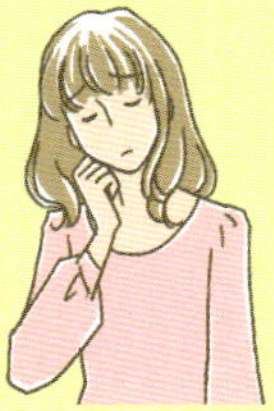

曝露療法（エクスポージャー）

不安や恐怖を感じている状況に実際に身をさらす行動療法（曝露療法）を行っていきます。具体的な方法は60ページでくわしく紹介します。

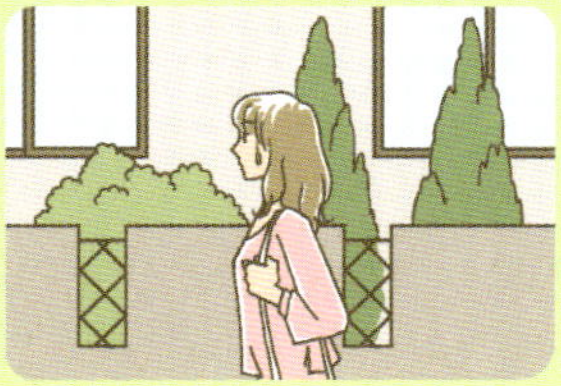

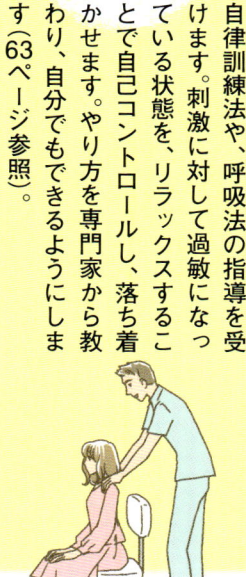

験をしたため、「電車に乗ると発作が起こる」と思い込んでしまう……これは、パニック発作がくり返し起こるなかで、実際には問題がないのに危険があると誤って学習してしまったための、心の〝クセ〟ともいえます。

このようなクセは、否定的で悲観的な思考パターンを生み、予期不安や広場恐怖症へと発展して、いつまでも残ってしまうのです。

認知行動療法は、パニック症の根底にあるこういった誤った心のクセを、「認知（ものの見方や考え方）」と「行動」の両面から、正しい方向へと修正するための治療法です。患者さん自身で現実の問題点を解決し、みずからの力で心のクセを直していけるようになることが大切ですので、あせらず段階的に行っていきます。

認知行動療法は、一般的には58～59ページ上のような手順で進めていきます。

曝露療法で不安や恐怖の場面に少しずつ慣らしていきます

曝露療法は、特に広場恐怖症を克服する方法として効果があります。不安な場面にあえて身をさらし、不安が消える経験を積み重ねることで、〝心の免疫力〟がつきます。

曝露療法は、段階的にくり返し行うことが大切です

不安階層表をつくる

- 自分が不安や恐怖を感じる場面を10項目書き出します。
- 不安の程度が弱いものから、強いものへ段階をつけ「不安階層表」をつくります。
- 階層表は患者さんによってそれぞれ異なる独自のもので、曝露療法のメニューになります。
- 曝露療法はこの階層表に従い、最初は不安の程度が弱いものから始め、だんだん強いものへと進めていきます。

最初は付き添ってもらう

- 曝露療法は、初めは医師や臨床心理士などの専門家に付き添ってもらい行います。
- 次は、家族など身近な人に付き添ってもらいます。

ポイント　逃げずに自分で体験する

どんなに不安を感じても途中で逃げず、一定時間がまんをして、不安が軽くなることを必ずみずから体験するようにします。

不安は長くはつづかず、15分くらいから、長くても90分までです。

不安がしずまる前に逃げ出すと、一時的に不安は軽くなりますが、結局のところ、いつまでも不安は残ってしまいます。

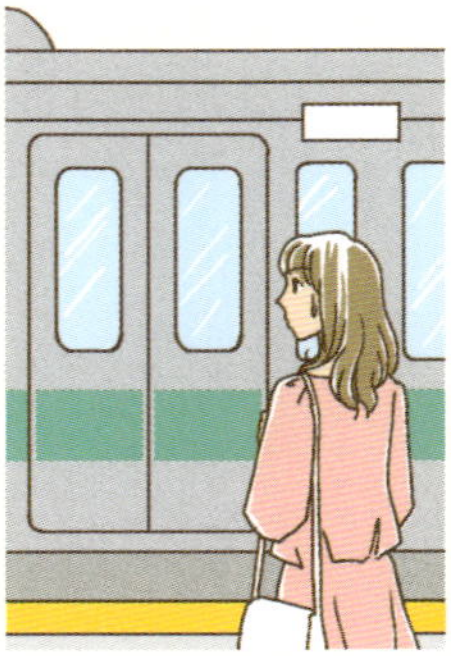

コツ　緊張をほぐしておく

行動する前には、自律訓練法などで緊張をほぐしておきましょう。

不安や恐怖の解消法を経験して身につける

行動療法は曝露療法（エクスポージャー）と呼ばれ、その名のとおり、不安や恐怖を感じる場面にあえて身をさらし（曝露し）ます。

そうやって不安に徐々に慣れ、最終的には不安を完全にとり除くことをめざします。

この療法のポイントは、不安を感じる場所や状況に身をおいて、不安がじょじょに少なくなっていくのを実際に体験することが重要です。行動を通して（身をもって）、不安や恐怖は誤った思い込みだったと認識できるようにするわけです。

ただし、曝露療法を行うためには、十分な準備や、不安をコントロールする練習が必要です。

これをしないまま、いきなりやってしまうと、患者さんのなかには曝露によって不安感が高じて、発作が起こることもあります。

ある状況、ある場所が、本当は発作とは関係がないということを確かめられないままに症状が強まって、逆効果となるのです。

曝露療法は、無理をせず、少しずつ段階を追って行い、段階ごとに「発作は起こらず、不安が弱まっていく」ことを確認しながら、次のステップへと進むようにするのがポイントです。

同じ場面でくり返し行う

- がまんをして不安が軽くなるのを経験すると、その経験は積み重ねていくことができます。
- 効果をあげるために、同じ場面での曝露療法をくり返し行います。そうすることで、「不安を軽くした」経験が身についていきます。

ひとりで行動してみる

- 不安の程度が弱いものを選び、ひとりで行動してみます（自己行動療法）。チャレンジの回数がふえるほど、不安感は軽くなっていきます。

ポイント 薬を飲んでおく

行動の前に抗うつ薬を飲んで発作が起きないようにしておきます。なお事前に抗不安薬（頓服）を飲むと効果が出にくくなります。

コツ 喜びが待っている

親しい友人に会いに行く、好きな芝居を観に行く、評判のレストランに行くなど、不安以上に大きな喜びが待っていると、行動にはずみがつきます。

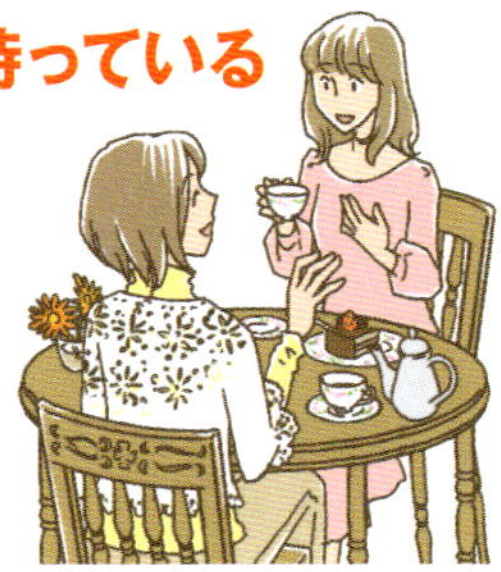

自律訓練法は不安をしずめるので、曝露療法の前に行っておくと効果的です

自律訓練法は、これだけで症状を改善することはできません。ただ、心と体の緊張をやわらげて心身を安定させることができるので、大きなプラス効果があります。身につけておきましょう。

心身のリラックス効果で、病気への抵抗力がつく

不安や恐怖を感じているとき、患者さんは心も体も緊張状態にあります。緊張は、さらに不安感を強めますので、リラックスして心身をほぐすことには大きな意味があります。

自律訓練法は、体の緊張を解くことで心の緊張を解き放つリラクゼーション法で、うつ病や不安症への効果が高く、多くの医療機関がとり入れています。

パニック症や広場恐怖症では、曝露療法の前に自律訓練法で緊張をほぐしておくと、不安や恐怖におちいりそうなときにも落ち着いて対処できます。

また、パニック発作の過呼吸などにも、自律神経をととのえる呼吸法（84ページ参照）をすると、症状の改善や再発予防に役立ちます。

自律訓練法は、これだけでパニック症や広場恐怖症を治すことはできませんが、心身を安定させ、認知行動療法の効果を上げますので、身につけておきましょう。

自律訓練法の効果

- **疲労回復**
  心身にたまった疲労を回復させる
- **抗ストレス効果**
  ストレス刺激に強くなり、イライラせずにおだやかになる
- **コントロール力アップ**
  自己コントロール力がつき、衝動的でなくなる
- **集中力アップ**
  仕事や勉強の能率があがる
- **緩和作用**
  身体的な痛みや、精神的な苦痛をやわらげる
- **精神力アップ**
  みずからを内省する力がつき、向上心が高まる

自律訓練法でリラックスする方法

- 自律訓練法を始めるときは、ベルトや腕時計など、体を締めつけるものをはずします。
- 静かな部屋で、あおむけに寝るか、イスにゆったり座ります。
- 軽く目を閉じ、呼吸は腹式呼吸を行います。
- まず、「気持ちがとても落ち着いている」と暗示をかけます（基礎公式）。
- 次に、下の「6つの公式」と呼ばれる「暗示」を唱えていきます。

1 「右手が重い」。次に、左手、右足、左足が重いとつづけていく

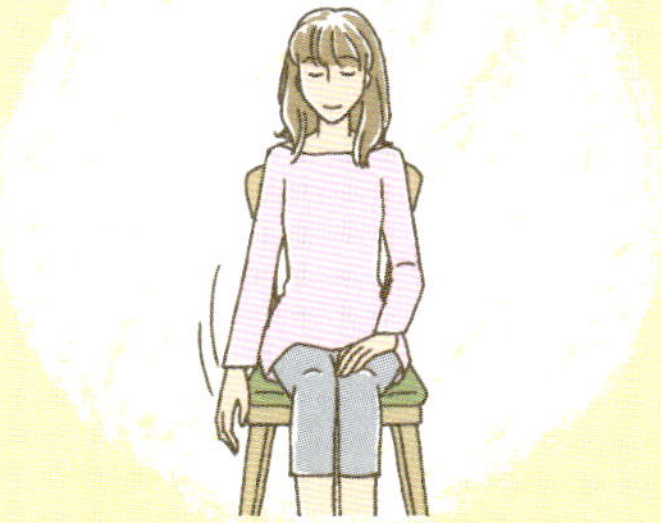

2 「右手が温かい」。次に、左手、右足、左足が温かいとつづけていく

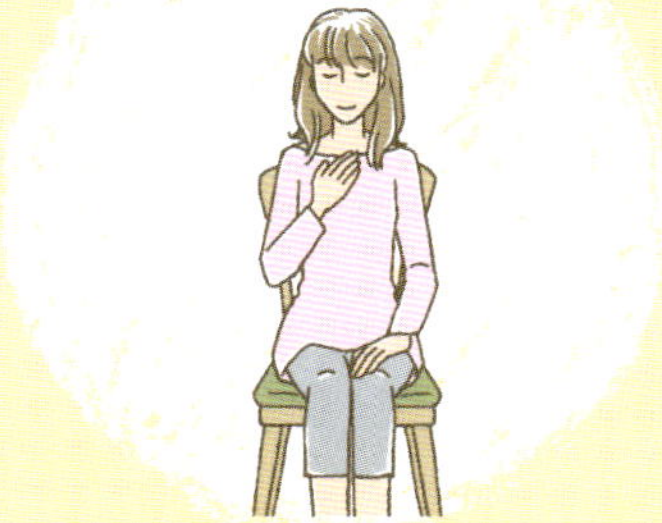

3 「心臓が静かに鼓動している」

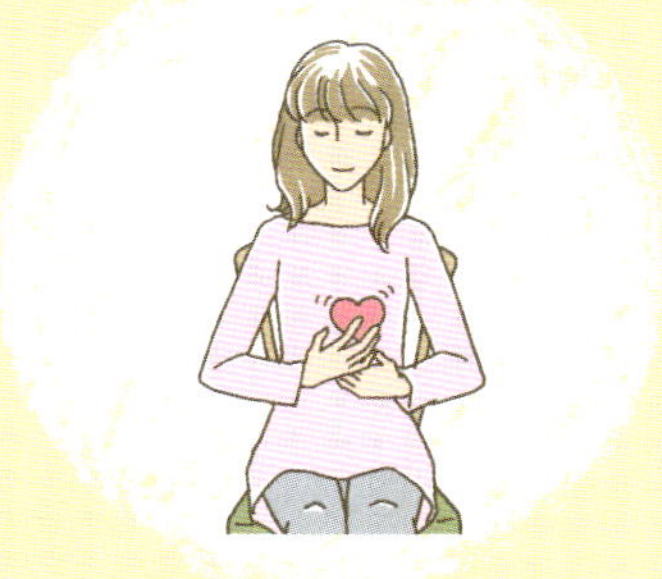

4 「楽に呼吸している」

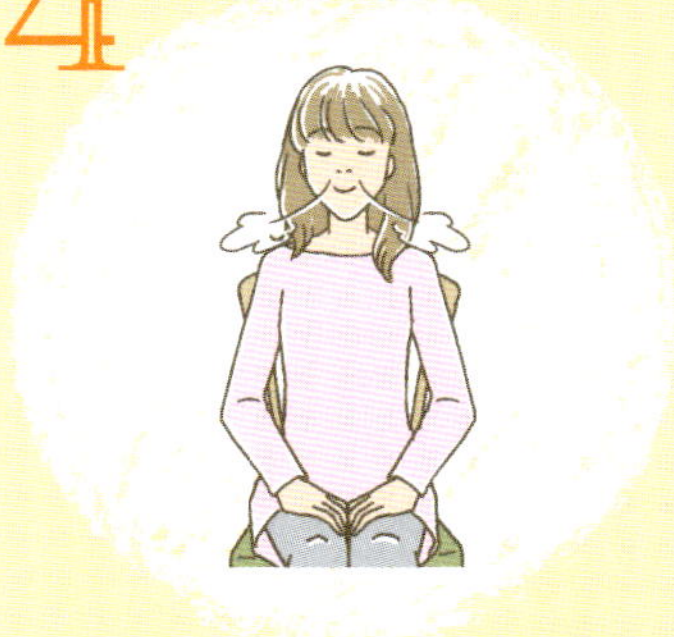

5 「おなかが温かい」

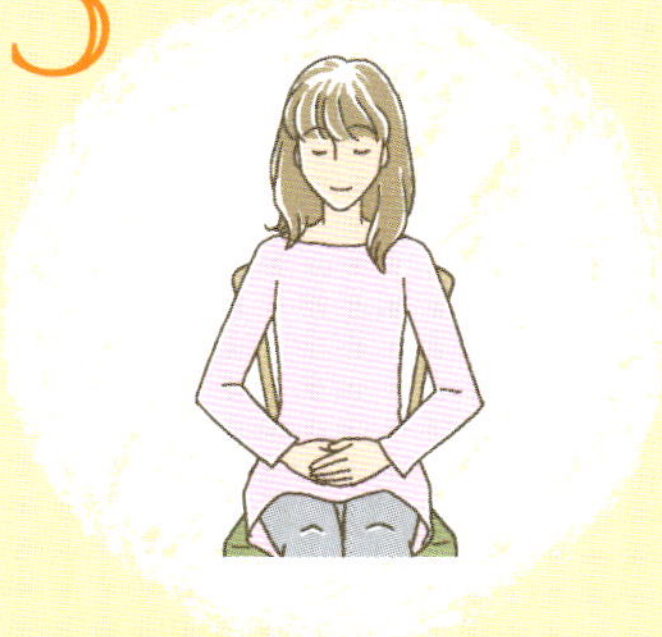

6 「ひたいが心地よく涼しい」

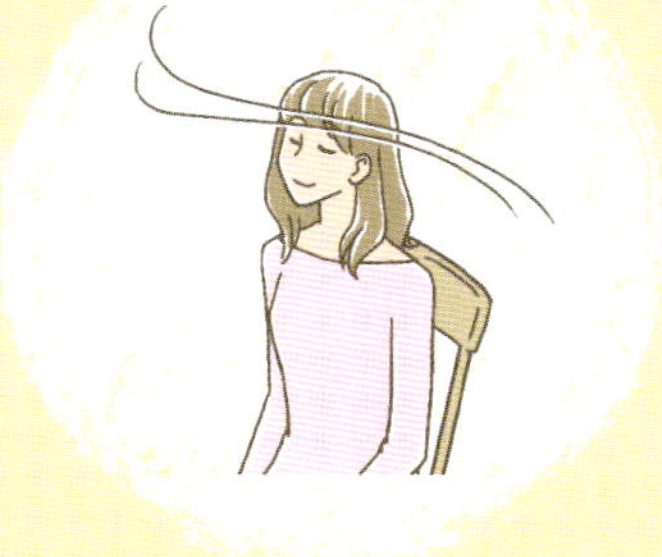

※6つの公式は、最初は2番目くらいまででも大丈夫。十分、効果があります。

注意ポイント 練習後は、活動レベルを戻すため「消去動作」を行います

- 5〜6回、両手を握ったり開いたりする。
- 2〜3回、両ひじを曲げたり伸ばしたりする。
- 大きく背伸びをし、目を開ける。

※消去動作をしないで、いきなり立ち上がったりすると、ふらついたり転倒することがありますので、必ず行ってください。

自律訓練法のやり方は、最初は専門家の指導を受け、正しい方法を身につけましょう。慣れてくれば、いつでもどこでもセルフコントロールができるようになります。

パニック症・広場恐怖症の精神療法❹

認知を再構成して、不安を生む心のクセを直します

なんでも悪いほうへと考える、悲観的な思考パターン。これを、自分自身で修正していくのが「認知の再構成」。最初はうまくいかなくても、つづけていけば回復へのヒントが見えてきます。

認知の再構成の練習

自分の不安を、論理的に見直してみましょう

不安を生む原因となっていると思われる、自分の考え方を書き出してみます

【例】

1 この仕事は私には無理。もし失敗したら、私への評価も最悪になって、仕事をまかせてもらえなくなる。

2 まわりの人はみんな私が嫌いで、無視している。

不安だ、こわいという考え方を直せれば回復に近づく

パニック症や広場恐怖症の人は、不安や恐怖にさらされると過剰に反応し、問題をさらに大きくしてしまう思考パターン（誤った思い込み）があります。

たとえば、パニック症の人は、パニック発作が起こる可能性を実際より大きくとらえます。

また、パニック発作によって生じる結果についても、深刻に考えすぎます。発作が原因で死ぬことはないのですが、心の底から死ぬ

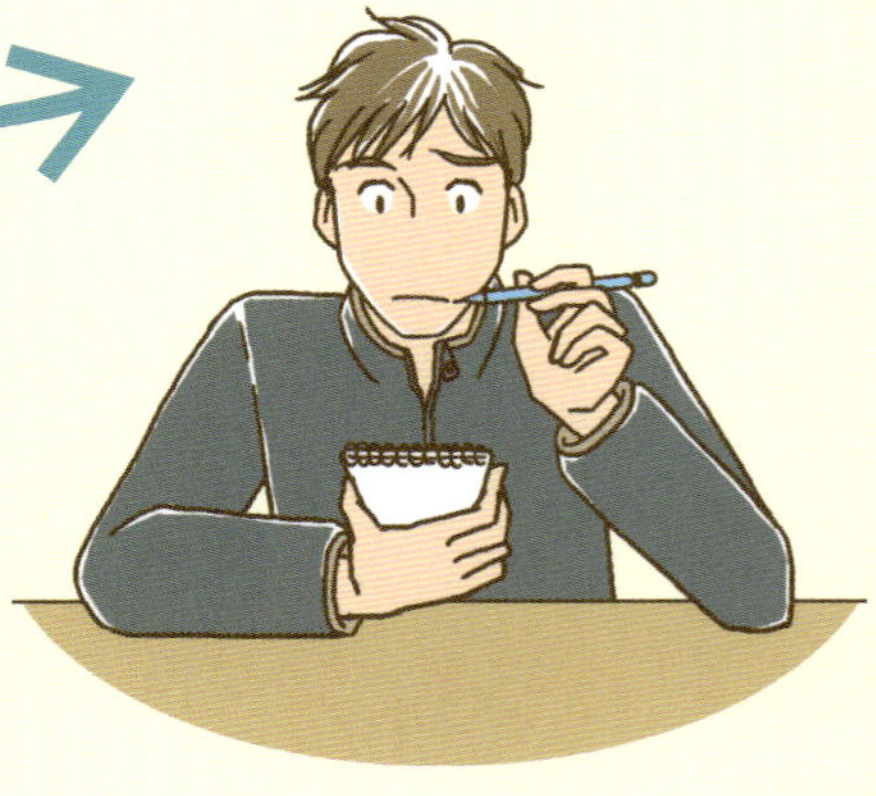

自分の考えに、自分自身で質問をぶつけてみます

- その考え方は、はたして現実的か？
- ほかに、どんな考え方がありうるか？
- 自分が考える最悪の事態が現実になったとしたら、どうなるか？
- 恐れているとおりになる可能性は、どのくらいあるか？
- 私がこわがっていることが、本当にこわいという証拠はあるか？

質問に照らし、検討して、修正した考え方を書き出してみます

【修正例】

1 この仕事がむずかしいのは、みんなわかっているはず。できるだけやってみよう。結果はどうあれ、全力をつくせば理解してもらえるだろう。

2 だれにでも長所と短所がある。私の長所が理解してもらえるように、努力してみよう。

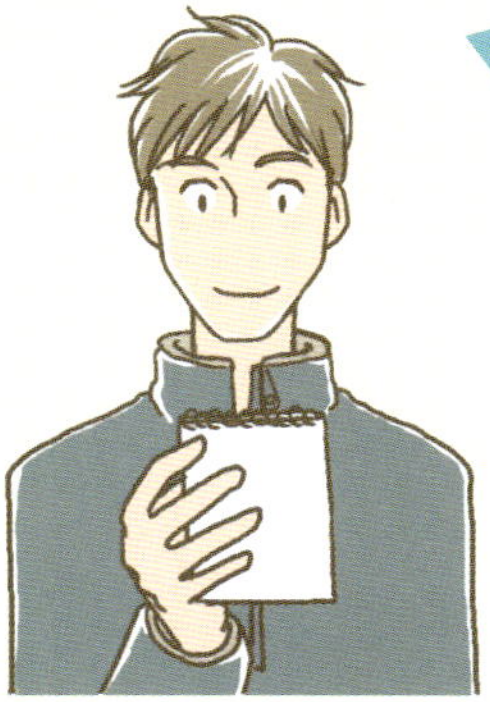

のではないかと恐れます。

　さらに、自分のことを実際より弱い存在だと思い込みます。自力で切り抜けられるような状況にあっても、必要以上に恐怖や不安をいだき、最初からダメだとあきらめてしまうのです。

　認知療法では、思考パターンの多様性を学習し、「認知の再構成」を医師や臨床心理士によるカウンセリングによって行います。

「不安だ」「こわい」という一種の感情的な反応を、患者さん自身の目で論理的に見直せるようにアドバイスしていきますが、最初はなかなかうまくいかず、挫折しそうになることがあるかもしれません。長い間慣れ親しみ、しみついてしまった〝心のクセ〟を変えるのは、たしかに大変です。

　しかし、このクセを直していくプロセスには、回復に近づくヒントがたくさんありますので、ぜひつづけていってください。

PTSD治療では、心理教育などのカウンセリングがくり返し行われます

PTSD治療で、カウンセリングには大きな役割があります。トラウマ症状とは何か、どう対処したらよいか、といったことを患者さんにアドバイスし、回復への道すじをつくります。

トラウマ記憶への対処法を専門家がアドバイス

私たちは、衝撃的な出来事に出会っても、くり返し思い出したり人に話したりしながら、乗り越えていきます。

いってみれば、心のなかで「記憶の消化」が起こり、対処しているのです。これを専門的には「情動処理」といいます。

ところが、PTSDの人には、衝撃的な出来事の記憶が消化されないまま残っているため、トラウマ症状があらわれます。

PTSDの精神療法は、こうい

カウンセリングで考え方を見直す

心の変化を認識する

心理教育で、PTSDについての基礎や、トラウマ症状はどのようなものかを把握します。トラウマ体験後に起こっている自分の心の変化を認識することは、治療にとり組むための第一歩となります。

正常な反応だと考える

PTSD症状は、危機的状況にあって起こる生体防御反応です。危機が去った現在の状況には合わないため、生活に支障が出ていますが、症状そのものは「正常な反応」であると理解します。そう考えることで、症状への不安がやわらぎ、落ち着いた気持ちになれます。

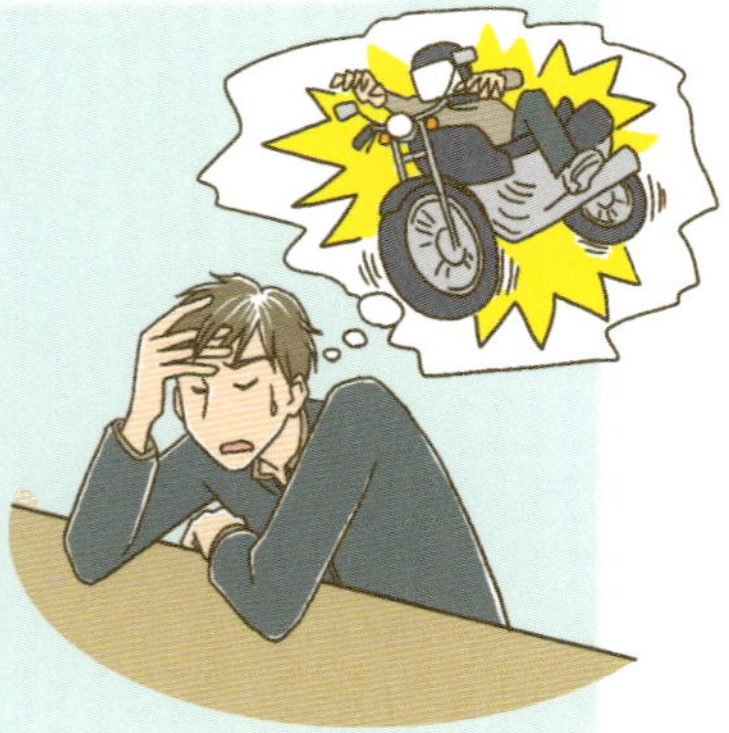

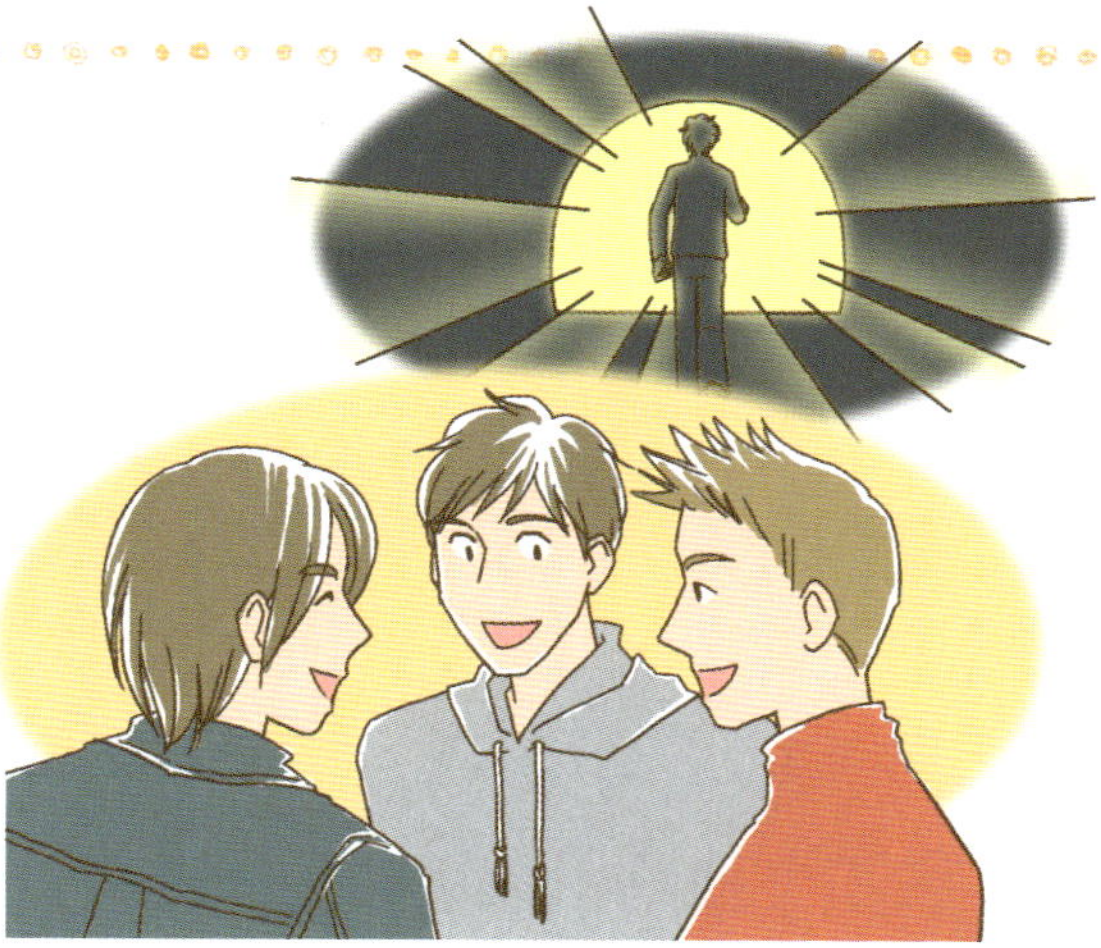

考え方を整理する

トラウマ体験をすると、罪悪感や自己評価の低下、人間不信などにおちいりやすくなります。自分で自分が信じられなくなっているのもトラウマ体験による変化ととらえると、考え方が整理でき、マイナス思考から抜け出す道すじができます。

回復できる病気だと理解する

PTSDの人は、「どんな治療を受けても心の傷は一生消えない」と考えがちです。トラウマを「傷」ととらえると、「消えるかどうか」ばかりに目が向きます。しかし、治療を進めていくと「回復できる」と理解できるようになります。

信頼する心をとり戻す

ＰＴＳＤのカウンセリングでは、自分や他人、そしていま生きている世界への信頼感をとり戻すことをめざします。孤立はトラウマをこじらせますので、周囲の人への信頼感も大切なことを理解します。

った未消化なトラウマ記憶を、患者さん自身で処理できるように医師や臨床心理士が導いていきます。

まず大切なのは、患者さんがトラウマについてきちんと知ることです。心理教育によって、トラウマの基礎を学びます。

また、トラウマの記憶から目をそむけている状態では回復は望めないので、患者さんが向き合えるように導きます。

トラウマ体験を思い出しても安全であること、思い出すことによって生じる不安や苦痛は向き合うことで減り、やがて耐えられるようになることなどを、曝露療法（68ページ参照）と連動しながらアドバイスしていきます。

本格的な治療に入ってからも、カウンセリングは、治療の効果や方向性が適切かどうか確認したり、患者さんの回復をサポートするためにくり返し行われます。

持続エクスポージャーで、トラウマの記憶を受け止められるようにします

こわいから避けるのではなく、あえて思い出し近づくことで、トラウマ記憶に慣れていきます。曝露をベースにした認知行動療法は、PTSD治療のガイドラインで第一選択となっています。

トラウマ体験をあえて思い出して、慣れる

想像エクスポージャー

トラウマの原因となった事件や事故のことをくわしく思い出し、語ります。話を録音したテープをくり返し聞くことで、記憶に慣れ、トラウマへの恐怖がやわらぎます。

面接

トラウマ反応について学び、治療についての説明を受けます。

↓

思い出す・語る

目を閉じ、専門のトレーニングを受けた医師（あるいは臨床心理士）の指示に従って、トラウマとなった事件あるいは事故のことを思い出し、言葉にします。語った話はテープに録音します。

↓

ホームワーク

話を録音したテープを、毎日1回は聞くようにします。反復することで、曝露経験が積み重ねられます。

↓

面接・苦痛のレベルを上げる

記憶のなかで、特に苦痛な部分にスポットをあてた曝露療法を行います。

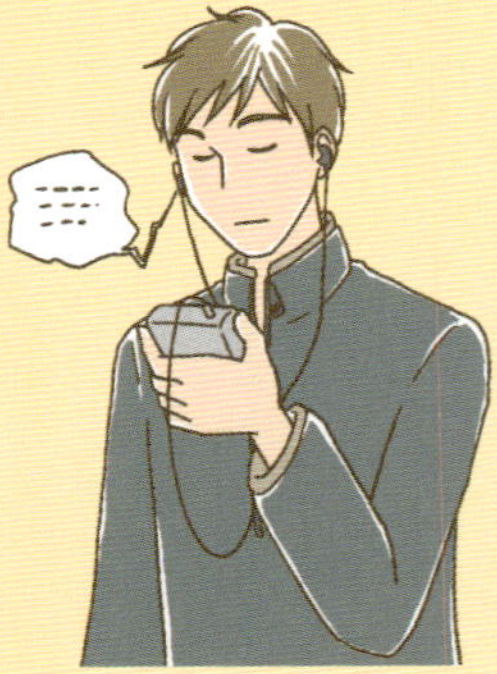

避けていた記憶から逃げずに向き合う

「持続エクスポージャー」は、PTSDに高い治療効果が認められている認知行動療法で、曝露療法のひとつです。

あまりにも衝撃的で恐ろしいため、思い出すことも、関連する事柄にふれることさえも回避しがちなトラウマ体験。そのつらい記憶を思い出し、人に語ることで、消化していく治療プログラムで、上にあるように「想像」と「現実」の2つの方法で行います。このプログラムによって以下のような効

トラウマの現場に近づき、徐々に慣れる エクスポージャー

トラウマ体験の不安や苦痛がよみがえるので避けていた事件や事故の現場にあえて直面し、慣れていきます。想像曝露が認知面からのアプローチなのに対し、現実曝露は、行動し、実際に身をさらすことで克服する方法です。

面接

- 回避しているトラウマ体験の場所や状況をリストアップします。
- リストアップしたものを苦痛の弱いものから強いものへと分け、「階層表」をつくります。

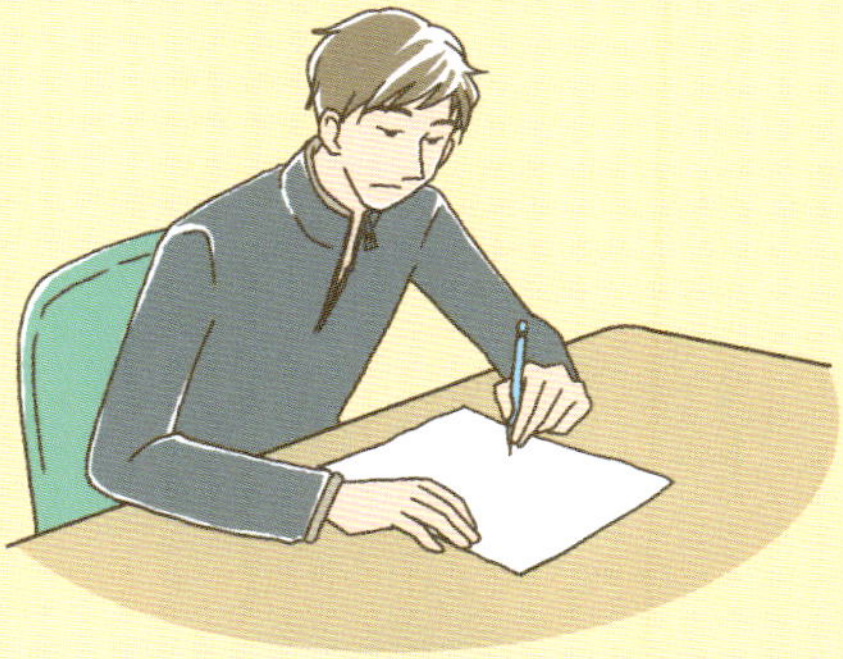

課題の設定

治療者と階層表を検討し、乗り越える課題を設定します。

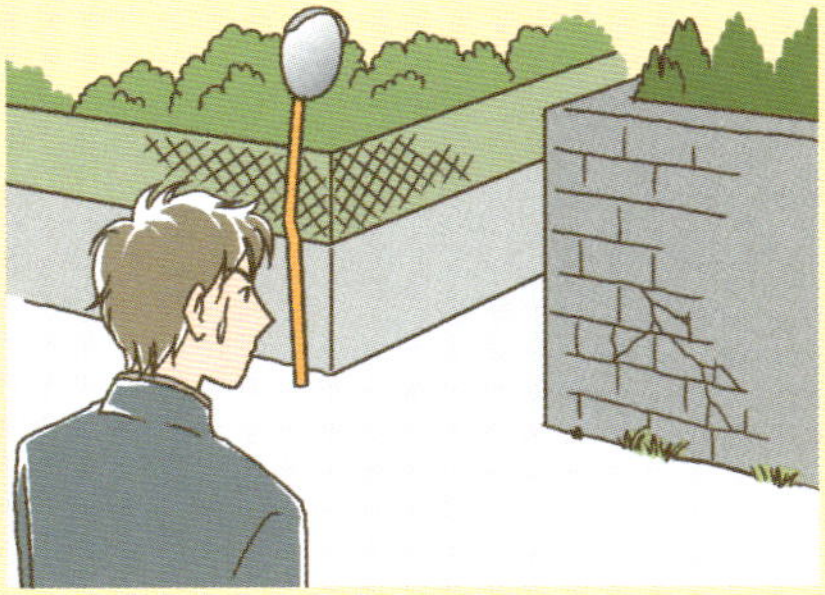

課題と対面

課題に、段階的にとり組んでいきます。事件や事故の現場に近づいたり、トラウマ体験と似た状況や人物に接します。

評価を受ける

課題を行ったことで、心身にどのような変化があったか、治療者から評価を受けます。

果があります。
●トラウマを思い出し取り乱しても、再び被害を受けることはないと理解できるようになる。
●被害を受けた出来事を考えても、危険はないことに気づき、過去と現在を区別するようになる。
●トラウマ記憶を繰り返し話すことで、記憶の中には別の要素があることに気づくようになる。
●「世界は危険であり、自分は無力だ」といったことは、考える必要はないと感じるようになる。

エクスポージャーには向かない人

曝露療法は、PTSDの「回避・マヒ症状」にメスを入れるため、感情へ強い負荷がかかります。そのため、自分のトラウマ体験に向き合えない人には向きません。人によっては、症状悪化や治療からの脱落など問題が起こることもあります。

【向かない人】
- 現在はまだ被害を受ける可能性がある人／
- 明確なトラウマ記憶がない人／
- 自殺の危険性が高い人、自傷行為や他害行為がある人／
- ストレスを受けると解離状態になりやすい人／
- 精神病症状（幻覚・妄想）がある人

PTSDの精神療法❸

EMDRは、PTSD症状を軽くする効果が認められています

EMDRは、眼球を動かすことで脳を活性化し、トラウマ記憶の情報処理をうながす治療法です。薬がいらず、ストレスも少ない方法で、PTSDの中核症状への効果が期待できます。

EMDRは、眼球運動によってトラウマ記憶の再処理をうながします

面接

- 面接は1回以上行います。
- 患者さんは心理教育を受け、治療の概要を理解します。
- 医師は、患者さんがかかえている問題の本質がどこにあるかを検討し、EMDRが適応になるかどうかを判断します。

脱感作（徐々に慣れていく）治療

- 患者さんは、トラウマ体験を思い出したり、関連することをイメージします。

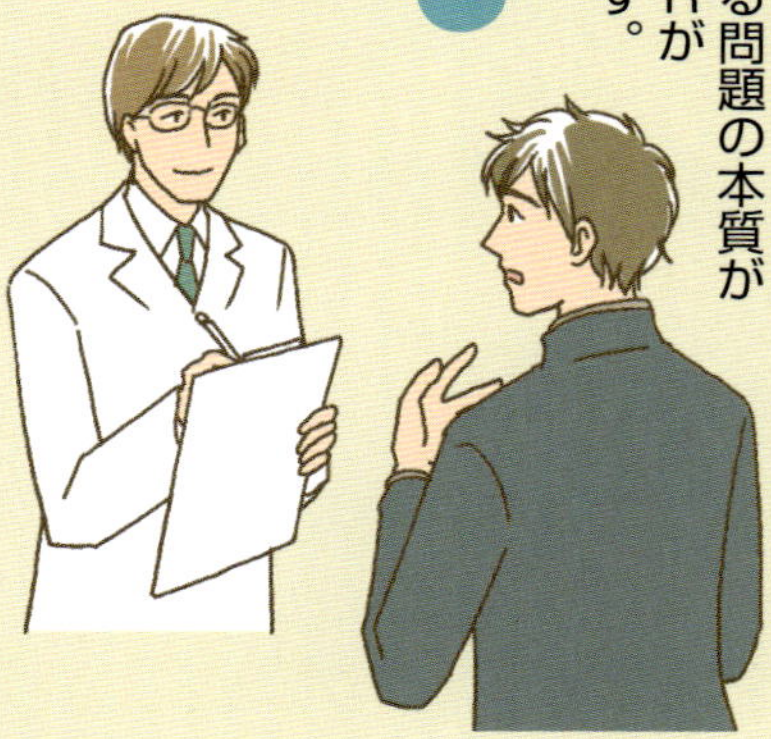

眼球運動が脳を活性化 脳本来の力を引き出す

EMDRとはEye Movement Desensitization and Reprocessingの略で、「眼球運動による脱感作《だつかんさ》と再処理法」と訳されます。脱感作とは、徐々に慣れていくという意味です。

これはエクスポージャーをベースにした新しい心理療法で、アメリカで開発されたものです。

EMDRでは、トラウマ体験のつらい記憶を思い出したり、関連することを感じながら眼球を動かします。この眼球運動が、神経生

- 医師が、指を左右に動かします。
- 患者さんは、医師の指の動きを目で追って、眼球を動かします（眼球運動が脳を刺激し、情報処理のプロセスを活性化します）。

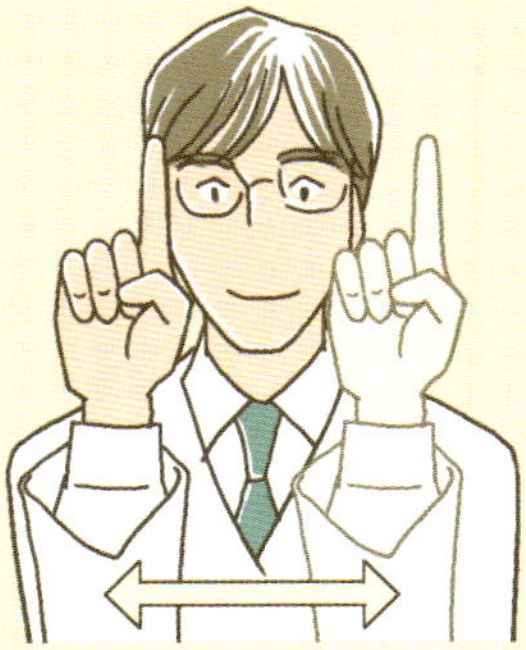

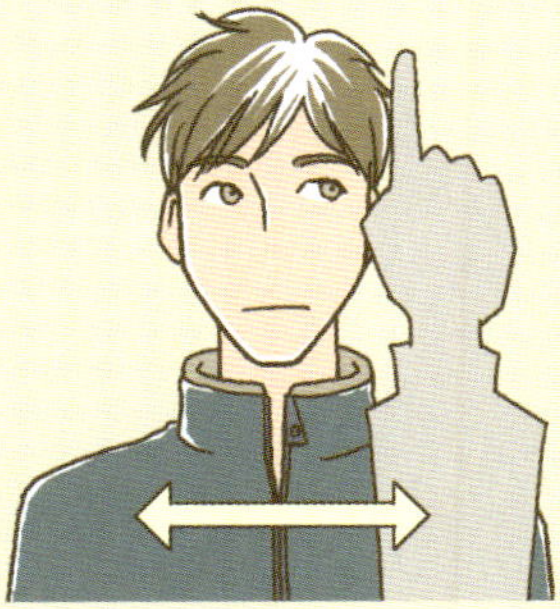

←

- 終了後は、深呼吸をしてリラックスします。
- イメージや考え方に変化があれば、医師に伝えます。
- このセットを何度かくり返します。

←

心身の状態の確認

- いやなイメージが薄れてきたら、肯定的な考えを思い浮かべ、再度、眼球を動かします。
- 体に緊張や不快感が残っていたら、落ち着くまで眼球を動かします。

←

リラックス

- リラクゼーションを行いながら、治療を終了します。

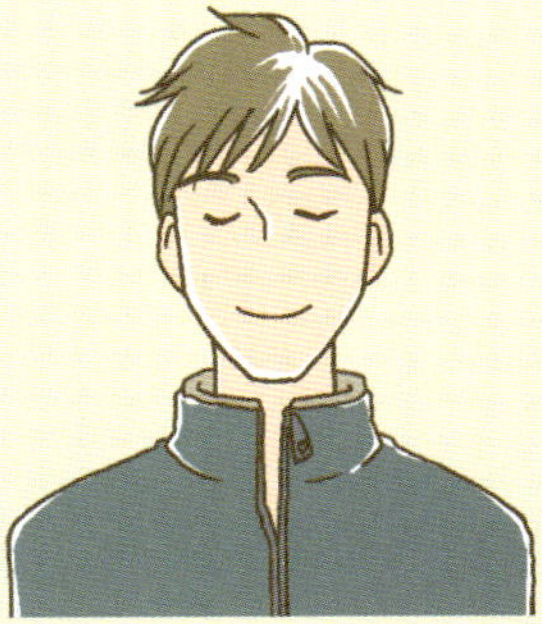

理学的な活動を刺激し、トラウマ記憶の再処理をうながして、トラウマ症状を軽減すると考えられています。

　EMDRの効果については、研究が進められていますが、メカニズムの詳細はまだ明らかになっていません。ただ、特にPTSD症状への効果については、米国心理学会でも評価されています。

　治療をする医師には専門のトレーニングが必要で、実施している医療機関はまだ少なく、だれでもすぐ受けられる治療ではありません。薬を使わず症状をやわらげる効果から、今後は普及が進むと考えられています。

EMDRで効果が見られるPTSD症状

- **再体験症状**
  →やわらぐことが期待できます
- **回避・マヒ症状**
  →効果が認められます
- **覚醒亢進症状**
  →あまり効果はありません

対人関係療法は、曝露療法ができない人でも可能な認知療法です

もともとはうつ病治療のために開発された対人関係療法ですが、PTSDにも効果があります。人間関係がよくなることで、自分を信じられるようになり、生活全般が改善します。

対人関係療法は、ポイントをしぼって行います

PTSDの人は、トラウマ症状の影響で対人関係に過敏になり、それが人間関係をギクシャクさせてさらにトラウマが悪化する、といった悪循環におちいりがちです。一方、対人関係療法によって周囲の人と良好な関係を築けるようになると、それが回復を支える力になります。

対人関係療法では、患者さんに重要な影響をおよぼす家族、恋人、親友など、親密な間柄にある人（「重要な他者」と呼びます）との「現在の関係」に焦点をあてます。カウンセリングをする問題領域は以下の4つに分類されますが、治療では、このなかの1つか2つにしぼります。精神療法は、ポイントをしぼるほど短期間で効果があがるとされています。

対人関係療法で、焦点をあてる4つの問題領域

対人関係での役割をめぐる不和

重要な他者との間で、互いの思いに大きなズレがあり、それが無力感や絶望感を生んで病気につながっている。

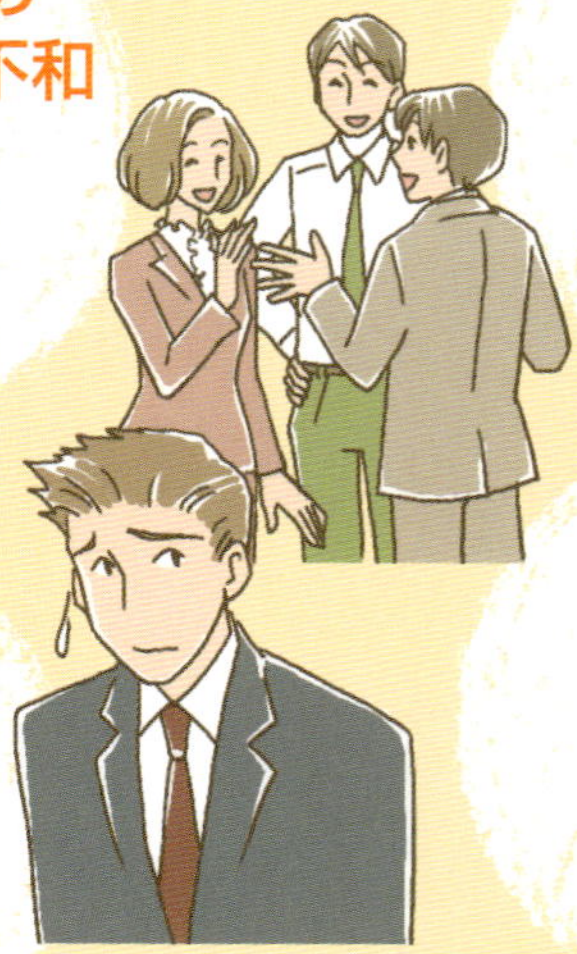

悲哀

重要な他者と死別後、うまく乗り越えられず、現実を直視できなかったり、新しい人間関係が築けない。

役割の変化

進学、就職、転職、退職、結婚、出産、離婚などの変化にともない、自分の立ち位置や、重要な他者との関係性が変化し、それに適応できない。

対人関係の欠如

人間関係が欠如していて、社会的に孤立している。

対人関係療法に適している人

- トラウマ体験と向き合う曝露療法がこわくてできない人
- 病気のため「生きづらく」、悩んでいる人
- 対人トラウマがある人
- 病気のために、対人関係に過敏になっている人

人間関係がよくなることでPTSD症状が改善

心の病気の回復のためには、誤った思い込みを修正する「認知の再構成」が大切です。

PTSDでも、曝露療法によって不安や恐怖を克服し、考え方のゆがみを直します。

しかし、69ページでも述べましたが、患者さんによっては曝露療法が向かず、かえって症状が悪化するケースもあります。こういった場合に適しているのが、対人関係療法です。

対人関係療法では、トラウマ記憶そのものは焦点とはなりません。焦点をあてるのは、「現在」の「人間関係」です。

患者さんの周囲にある対人関係のやりとりや、そこから生じる出来事、気持ちや症状との関連に注目しながらカウンセリングを行っていきます。

対人関係療法は、もともとはうつ病の治療法として開発されました。現在では、PTSDや摂食障害の治療にも有効であることが認められています。

対人関係療法で、周囲の人との人間関係が改善した患者さんは、やがてみずからトラウマ記憶に向き合える（曝露できる）ようになります。それは、周囲との人間関係がよくなることで、自分を信じることができるようになるためだと考えられます。

こういったプラス作用によって、生活全般に自信が生まれ、PTSD症状が改善されていきます。

対人関係療法を受けるときに大切な患者さんの視点

病気を「医学モデル」の面からとらえる

- 患者さんみずから、自分は病気であると認めます。
- 病気は、なりたくてなるわけではありません。
- 病気になってしまうと、症状をコントロールすることは本人にはできません。
- しかし、患者さんは、「いつまでもトラウマ記憶を引きずっているから症状が出る」「自分が悪い」と考えがちです。
- 「医学モデル」とは、症状は治療すべきものであり、治療は可能だという考え方です。
- 医学モデルの考え方で、患者さんは「自分が悪い」という罪悪感から解放されます。

「病者の役割」を頭に入れる

- 患者さんは何をすべきか、ということを明確にしたのが「病者の役割」です。
- 病者の役割とは、「自分が病気であると認める」「病気から早く治りたいと思う」「治療を助けてくれる人に協力する」といったことです。
- 「医学モデル」と「病者の役割」は2つでセットです。この2つの考え方は、対人関係療法のカウンセリングを受けるときに、患者さんが基本としたい視点です。

森田療法は、「あるがまま」の自己を生かす精神療法です

不安は自然なものとして、「あるがまま」に受け入れる精神療法。パニック症などの不安症や、うつ状態の改善に有効です。治療には、外来と入院とがあり、入院は通常2～3カ月かかります。

森田療法・入院治療の例

第Ⅰ期　臥褥期：1週間程度

安静に過ごし、不安や恐怖を「あるがまま」に受け入れる

病室で、床に横になって過ごします。心に浮かんでくるさまざまな感情や考えは、解消しようとやりくりせず、あるがままに受け入れるようにします。

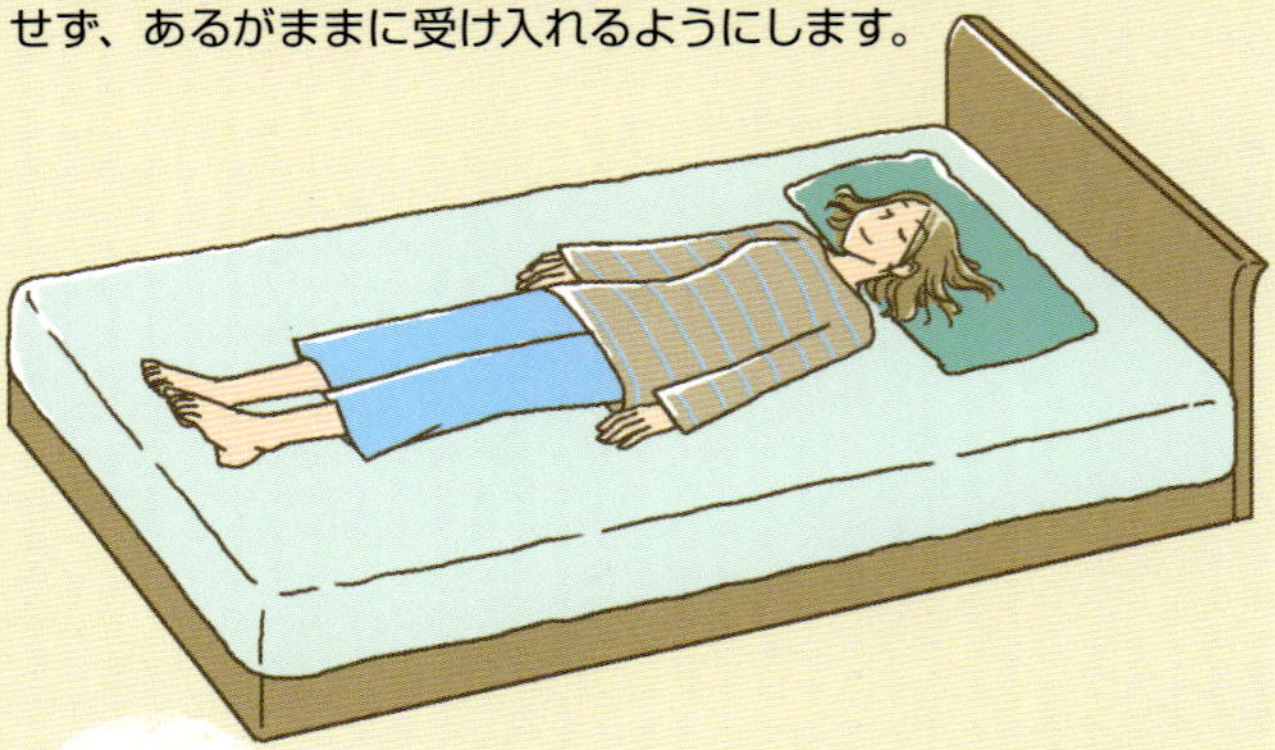

第Ⅱ期　軽作業期：5日間程度

ひとりで軽作業をする。周囲を観察し、外の世界とふれ合う準備をする

床から起き、庭に出て自然にふれます。また、病棟の生活を観察したり、部屋の片づけ、木彫や陶芸といった軽い作業などを行います。自分の気分や症状に流されず行動することが基本です。大きく体を動かす作業は行いません。

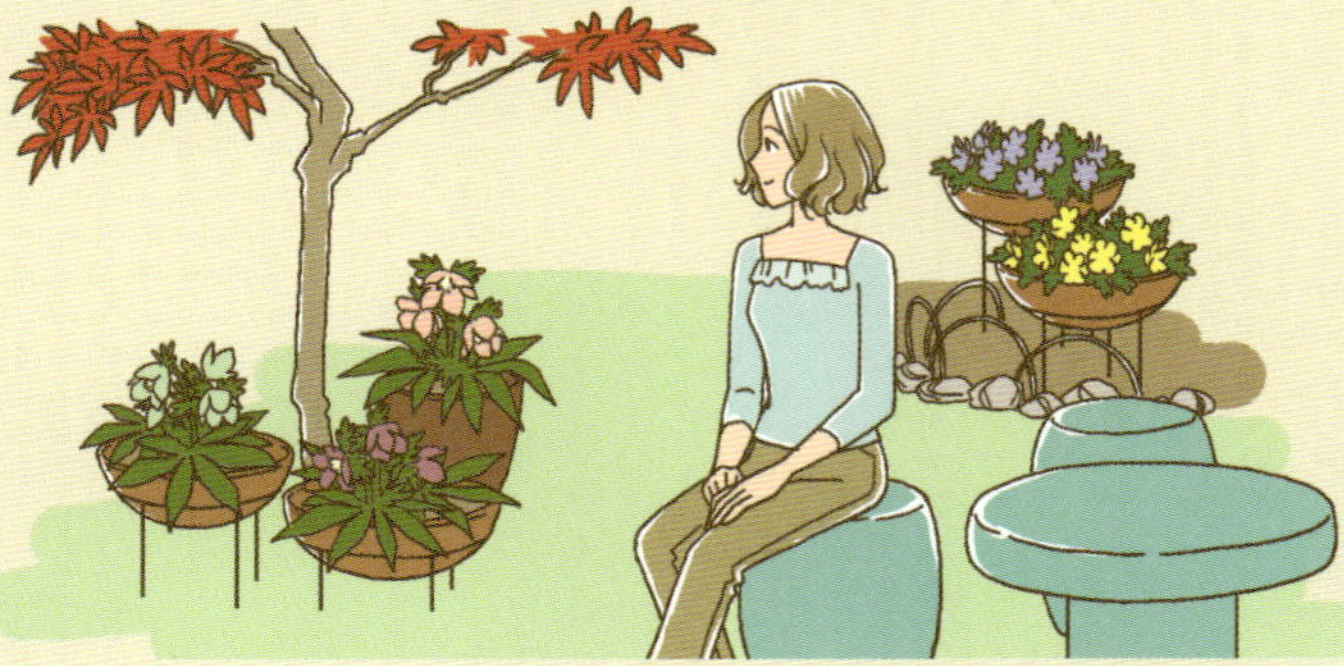

第Ⅲ期　作業期

日常的な行動や作業を通して、「生の欲望」を発揮する

清掃や、日常生活をととのえる共同作業、動物の世話や植物の手入れなどの作業を行います。不安や症状をかかえながらも、目の前にある必要な行動に積極的にかかわり、やりとげることが大切です。グループ活動なども行います。このような体験をすることで、不快な症状にとらわれることから離れ、本来の「よりよく生きよう」という力が生まれてきます。

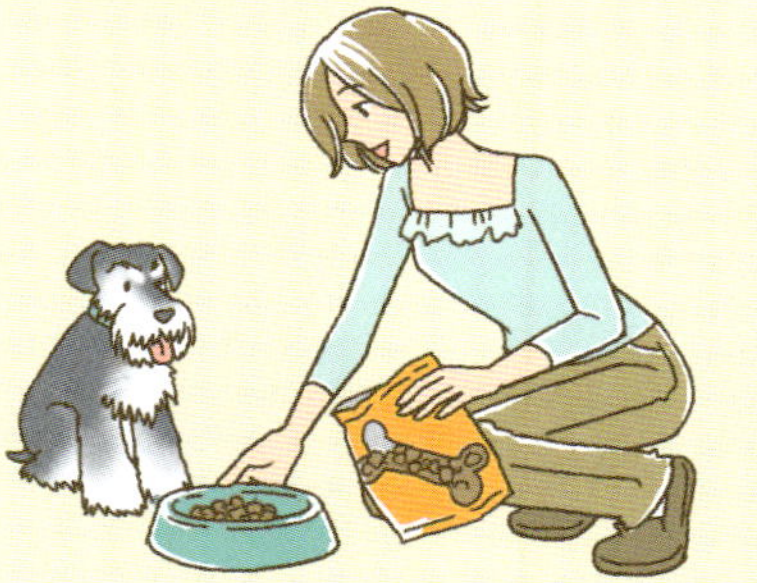

第Ⅳ期　社会復帰期：1週間から1カ月程度

Ⅰ～Ⅲ期の体験を、実生活に生かすための橋渡しの期間

外出・外泊も行いながら、社会復帰の準備をします。短期間、病棟から学校や職場に通うこともあります。

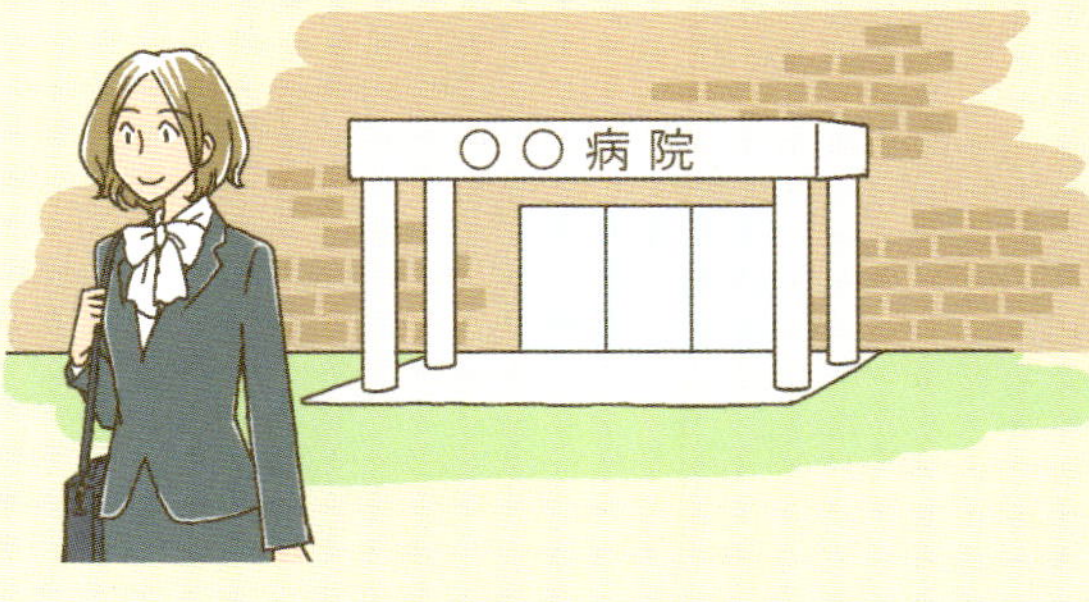

※参考資料：東京慈恵会医科大学　森田療法センター

神経質な人に効果がある日本生まれの精神療法

森田療法は、日本の精神神経科医・森田正馬《まさたけ》によって始められた精神療法です。パニック症などの不安症や、慢性のうつ状態に有効とされています。

森田療法では、心の病は心身が悪循環におちいっている状態ととらえ、その点は認知行動療法と共通しています。

ただし、認知行動療法では、不安や恐怖など誤った思い込みを修正する「認知の再構成」に重点をおきますが、森田療法は、不安それ自体は自然なものとして、「あるがまま」に受け入れるよう、うながしていきます。

そして、不安の裏にある「生の欲望」に注目し、前向きに行動していくことで、不安にとらわれる気持ちから脱していくことをめざします。

森田療法は、外来と入院、どちらの形でも行われますが、入院治療では、安静に過ごす「臥褥《がじょく》期」と、作業を中心とした「生活療法」を組み合わせていきます。

患者さん自身が主体的に治療にとり組む必要があり、また、神経質な人に特に効果的、といった特徴があります。

COLUMN

自分を深く見つめ、ほんとうの自分を知る「内観法」

国際的にも認められている森田療法と並ぶ心理療法

内観法は、昭和の実業家であり僧侶でもあった吉本伊信《いしん》が、仏教の自己反省法である「身調《みしら》べ（自分自身を調べる）」をもとに創始した、宗教色のない修養法です。

国際的にも、森田療法と並ぶ精神療法として認められており、不安症、アルコール・物質使用障害（依存症）、抑うつ状態などに効果があるとされています。

内観法には、病院や研修所に1週間宿泊して行う「集中内観」と、日常生活のなかで行う「日常内観」があります。

内観法では、母、父、兄弟姉妹など、自分の身近な人とのいままでのかかわりを、

「してもらったこと」
「して返したこと」
「迷惑をかけたこと」

の3つのテーマにそってくり返し思い出していきます。

深く自分を見つめることで、自分や他者への理解・信頼が深まり、自己の存在価値を自覚するようになります。

内観法で心が解放され気持ちが安定する

私たちは、だれでも幸せになれる素質をもっています。しかし、皆が皆、自分のことを幸せだと感じているわけではありません。それは「他人と自分をくらべる」「他人の評価を気にする」「願望を満たすことにとらわれる（執着する）」など、自分の感情や主観でものごとを見ているからです。

ほんとうの自分を知るには、自分を客観的に見る「目」が必要です。内観法は、その目を自分で養う方法です。

身近な人と自分との、過去の体験を思い出しながら、ほんとうの自分を「再構成」していきます。内観法によって過去をふり返ると、忘れていた記憶がよみがえり、気づかなかった身近な人との関係や自分の姿に気づかされます。その結果、とらわれていた自分の心が解放され、自由な気持ちになれるのです。

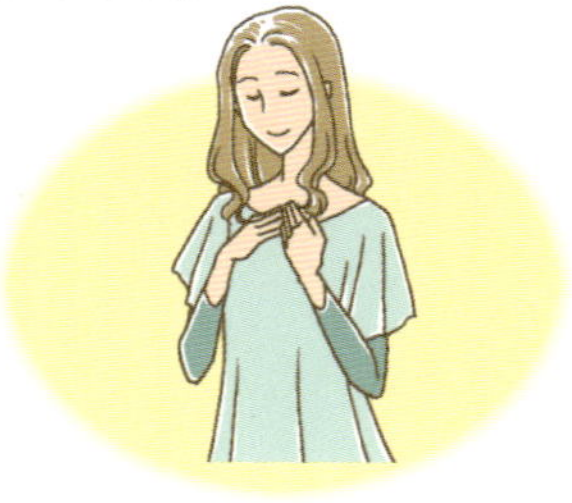

第 5 章

自分でできるメンタルケア

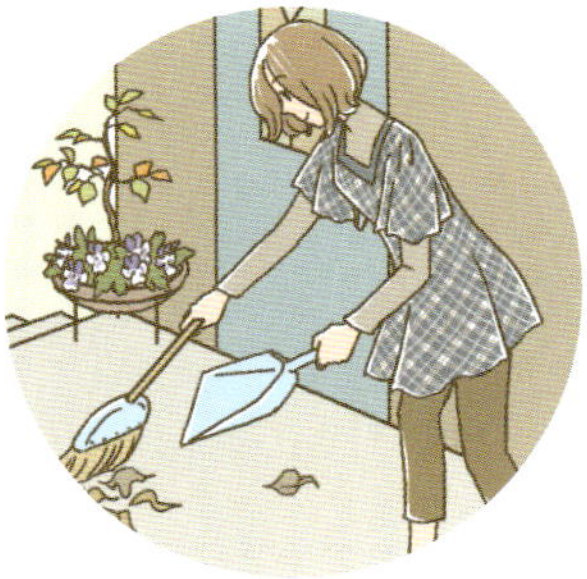

心の病気は、
医師だけでは治せません。
患者さん自身が、ストレスをためず、
運動、睡眠、食事など
日常生活を改善することが大切。
日ごろから、
自分でできるメンタルケアに
とり組んでください。

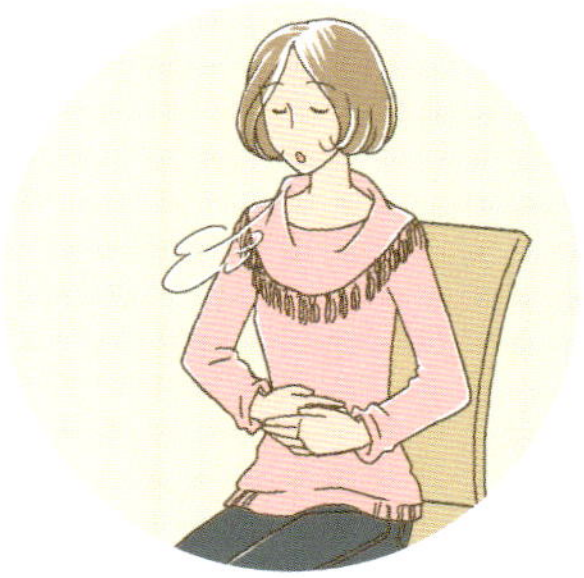

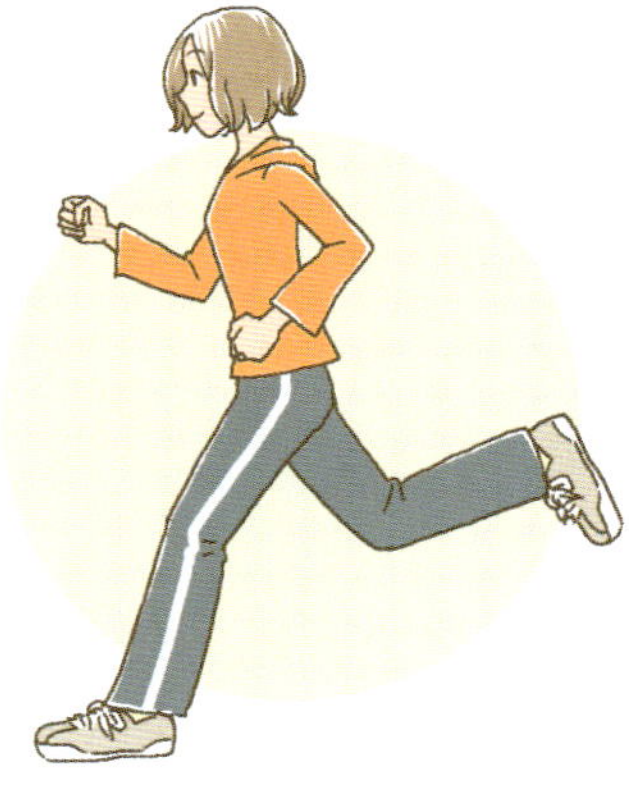

規則正しい生活リズムは、毎日を元気に過ごすための基本です

ストレスや不安で生活が不規則になると、体内時計の調子もくずれます。食事や睡眠を規則正しくして、毎日の生活リズムをととのえることは、回復にもつながる最重要ポイントです。

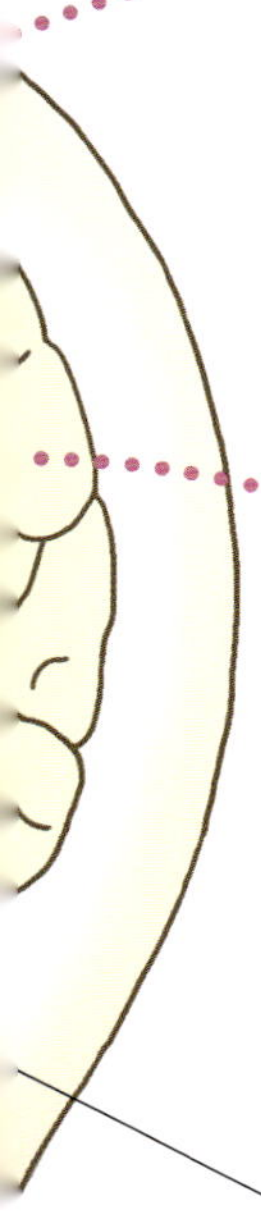

視《し》交《こう》叉《さ》上《じょう》核《かく》（主時計）

左右の目の網膜から延びた視神経が、視床下部で交差しているあたりのすぐ上にある神経細胞群。これが体内時計の主時計で、1日のリズムを刻むペースメーカー的な役割をします。

直径わずか1mmの超小型で、しかも超高性能なこの時計は、朝、目から入ってくる太陽の光を感知すると、松果体へ信号を送ります。これが、いってみれば1日のスタートボタンになります。

松《しょう》果《か》体《たい》（メラトニンの合成・分泌）

主時計から太陽光の信号が送られてくると、松果体は時計ホルモンと呼ばれる「メラトニン」を分泌します。この分泌によって主時計はリセットされ、1日のリズムが始まります。メラトニンは血流に乗って体のすみずみへ「時間の情報」を運びます。

メラトニンは天然の睡眠薬

メラトニンがもっとも多く分泌されるのは、太陽光が届いて14時間くらいあとの、外が暗くなってから。メラトニンには、心拍数を減少させる、血管をリラックスさせる、体温を下げる、消化管の活動を下げる、といった働きがあり、睡眠をうながします。

小脳

全身の筋肉運動や平衡感覚などをつかさどる部分。

睡眠や食事の乱れは体内時計のリズムをくずす

パニック症など心の病気があると、どうしても生活のリズムが不規則になりがちです。

心理的なストレスがあり寝つけない、眠りが足りず朝寝坊になる、だんだん昼夜逆転の生活になる、起きていても家に閉じこもる、不安のために三度の食事以外にも絶えず食べつづける……といった生活になりやすいのです。

しかし、こういった日常生活では、回復はますますむずかしくなります。心身の健康を保つ体内時計のリズムを乱すからです。

体内時計（主時計）がある場所と、その働き

体内時計がきちんと働くようにするためには、毎朝、決まった時間に起きることが大切です

生活リズムをととのえて、心の健康を保つために非常に大切なのが、体内時計です。80ページでは、体内時計がうまく働くようにするために、こころがけたい生活習慣を紹介します。

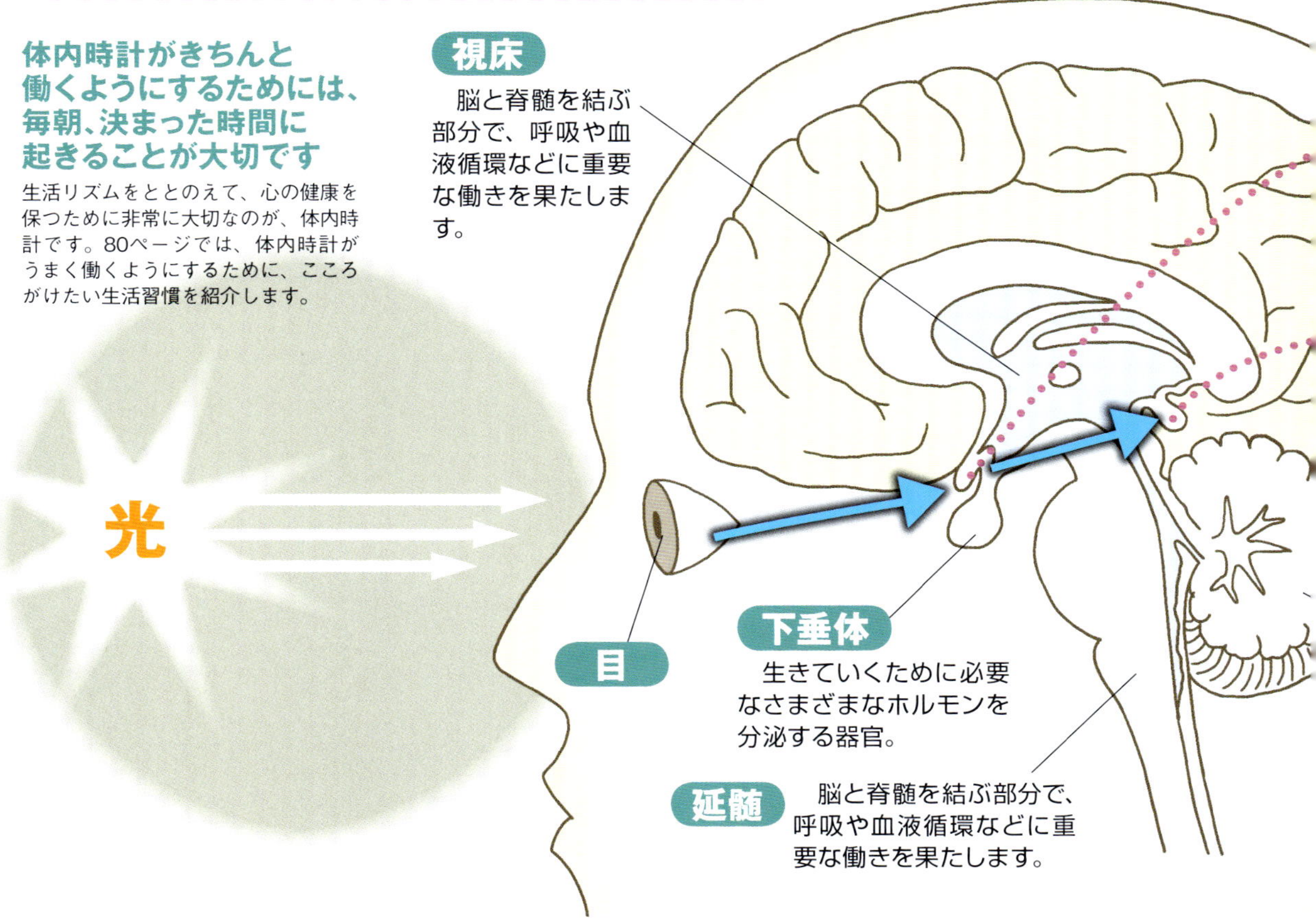

光
視床
脳と脊髄を結ぶ部分で、呼吸や血液循環などに重要な働きを果たします。
目
下垂体
生きていくために必要なさまざまなホルモンを分泌する器官。
延髄
脳と脊髄を結ぶ部分で、呼吸や血液循環などに重要な働きを果たします。

体内時計は私たちの体のなかにあり、日々の営みをコントロールしています。毎日同じころ眠くなり、一定の時間眠ると目が覚め、朝昼晩同じころにおなかがすくのも、この体内時計のリズムに従い体の機能が働いているおかげです。

体内時計には「主時計」と「末梢時計」の2種類があり、主時計は脳に、末梢時計は全身の細胞にあります。この2つは、互いに同調することでリズムが正しく刻まれます。

主時計は、朝起きたときに目から入ってきて脳へ届けられる「光の信号」によって、また末梢時計は食事によって上がる「血糖値上昇の信号」によってリセットされ、1日のリズムを刻みます。

体内時計を乱さないためには、朝起きる時間や食事の時間をできるだけ一定にして、規則正しい生活にすることが大切で、それが回復にもつながります。

体内時計のリズムをととのえるための「5つの工夫」

体内時計のリズムをととのえることは、自律神経やホルモン分泌の働きによい影響を与え、心身の健康を守るために大きな効果があります。そのために生活習慣にしたいことを紹介します。

1 毎朝、同じ時間に起きて朝日を浴びる

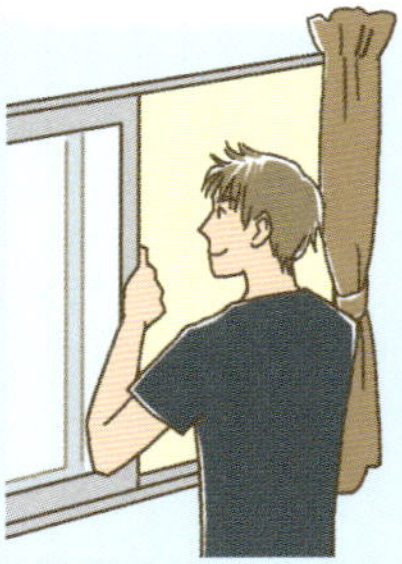

夜と昼が逆転した生活を変えるには、早く就寝する以上に、「早く起きる」ことが重要です。毎朝、決まった時間に起きて、窓をあけ、太陽の光を浴びましょう。目から光の刺激が届けられ、脳の体内時計がリセットされます。

部屋にあまり日がささない場合は、室内照明をつけて明るさを強くしてもよいでしょう。また、早起きがつらい場合は、起床の時間に少しずつ明るくなるタイマーつきの照明を利用し、その光で目覚めるようにするという方法もあります。

2 三度の食事は規則正しく。特に朝食は大切

末梢時計を調整する信号は食事（血糖値の上昇）ですから、三度の食事を規則正しくとることで、リズムがととのってきます。

特に朝食は大切です。起床後1時間以内に食事をすることで、末梢時計がリセットされ、主時計のリズムと同調して、その日のリズムがつくりやすくなります。

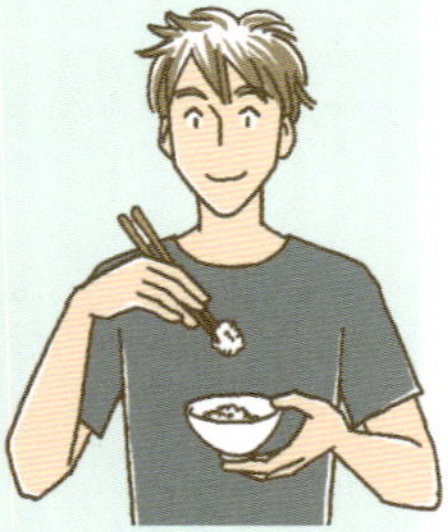

朝食には、質や量も大切です。野菜ジュースだけというような朝食では量が少なく、体内時計がリセットできないという実験報告もあります。炭水化物はリセット効果が高い栄養素ですから、米飯やパンなどの炭水化物が豊富な朝食がよいでしょう。一方、夕食は魚や肉などたんぱく質が豊富な食事にすると、メラトニンの分泌をうながします。

体内時計のリセットには朝の光と食事の両方が必要

地球の1日は24時間ですが、人間が本来もっている生体リズムは25時間です。そのため、光や音や温度が1日じゅう変わらない環境で生活すると、人間は25時間ごとに寝たり起きたりするようになるといわれます。

この25時間のリズムを、24時間単位で生活するように、ズレをリセットしているのが体内時計です。

また、体内時計には自律神経やホルモン分泌などをコントロールする働きもあります。そのため、不規則な生活になって体内時計のリズムが乱れると、自律神経やホルモンの働きもおかしくなります。

自律神経がコントロールしてい

3 昼間はできるだけ外へ出る機会をつくる

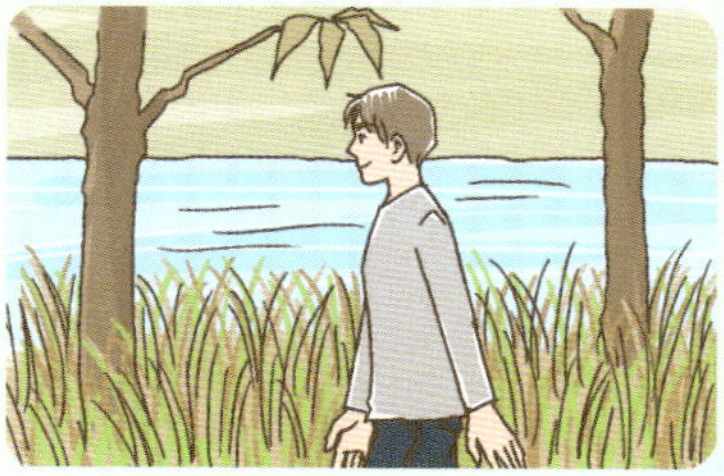

家にひきこもってばかりでは、生活にめりはりがなくなり、運動も不足します。運動は、全身にある末梢時計の微調整のためにも必要です。また、昼間は明るいところで過ごすことも大切です。そうすることで、メラトニンの生成が活発になります。太陽を浴びながら、軽いウオーキングなどをするとよいでしょう。寝つきもよくなります。

4 毎日、できるだけ人とふれ合う

人と会い、話すことで、社会のリズムを感じとることができます。体内時計の調整には、家庭や仕事や遊び、また、温度や湿度、騒音など、さまざまな環境的因子がかかわっています。

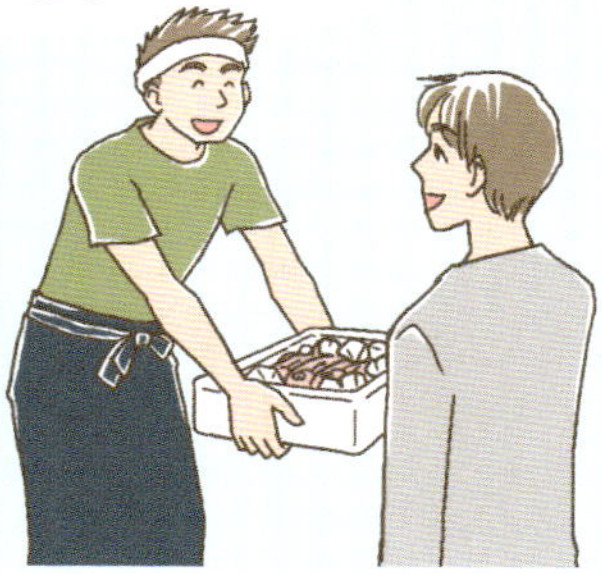

5 生活の記録をつける

起床時間や就眠時間、食事、運動、家事など、毎日の自分の行動を記録してみましょう。食事が乱れていないか、過眠になっていないかなど、自分の生活リズムを見直すことができます。

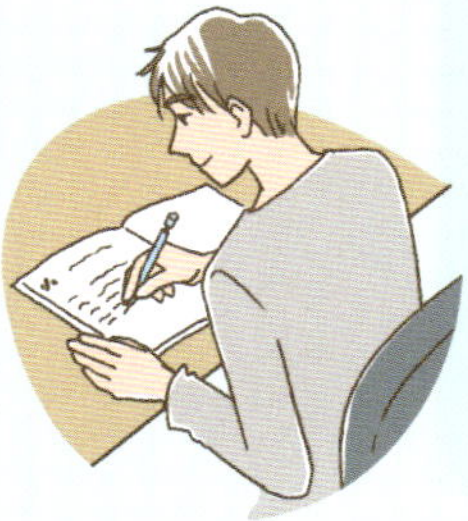

る内臓の働きが悪くなる、血圧が不安定になる、疲れやすくなる、抗ストレス作用のあるホルモンの分泌が少なくなってストレスに弱くなるなど、心身にさまざまな影響が出てきます。

　毎日の生活リズムは、〝意識して〟ととのえていくことが大切なのですが、ポイントは2種類の体内時計（主時計と末梢時計）を同調させることです。

　たとえば、早起きをして朝日を浴びても、朝食を抜いていると、末梢時計はリセットされずに、2種類の時計がバラバラに働いてリズムは乱れます。

　1日のスタートには、太陽の光と食事の両方が必要なのです。

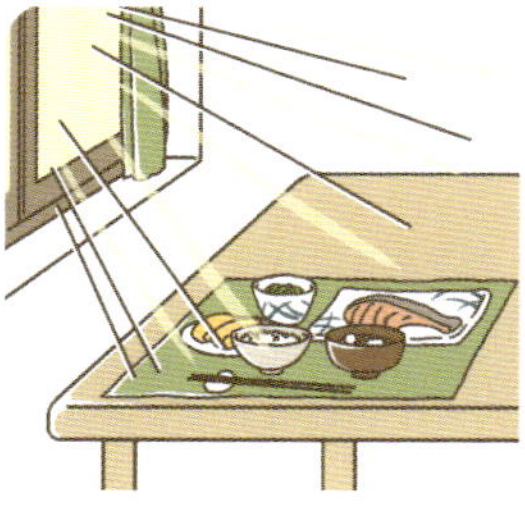

ストレスをためず、上手に解消する生活を心がけましょう

パニック症や広場恐怖症、PTSDの人は、ストレスに弱い傾向があります。入浴や腹式呼吸など、緊張状態を自分でほぐす方法を見つけ、毎日つづけていきましょう。病気にもよい効果があります。

身近にあるストレス因子に要注意

パソコン作業

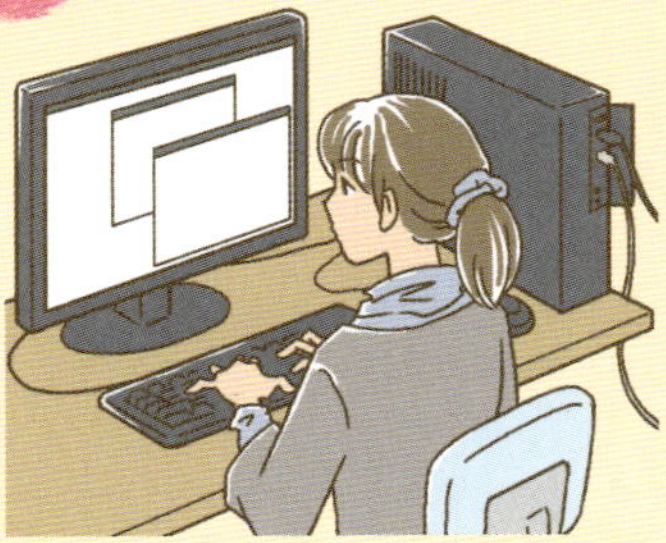

パソコンは、いまや企業だけでなく家庭にも普及していて、多くの人が気軽に使うようになっています。ただし、パソコンは健康面から見るとさまざまな問題を含んでいます。根をつめてパソコンに向かっていると、肩、腰、目に疲労が生じ、それがストレスになります。パソコン作業に集中すると、使用時間が長くなりがちですが、できれば1日1時間以内にとどめましょう。

ネットでのやりとり

スマートフォンや携帯電話などを使ったネットでのやりとりは、相手と直接会わなくてもコミュニケーションができて便利ですが、注意も必要です。ネットでのやりとりは、ややもすると言葉だけがエスカレートします。誤解をまねき、人間関係のトラブルが生じやすく、心の病気をもつ人にとっては大きなストレスになります。

一方、相手の表情やしぐさを見たり、声を聞いたりして、五感を使って交わす会話は、脳のさまざまな領域をバランスよく使いますので、理解を深めます。日ごろから人間的なふれ合いをもつことは、不安な心を支え、脳の活性化にもなります。

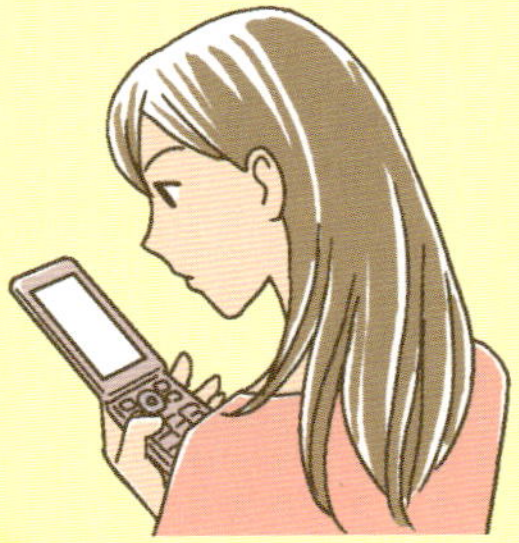

テレビゲーム

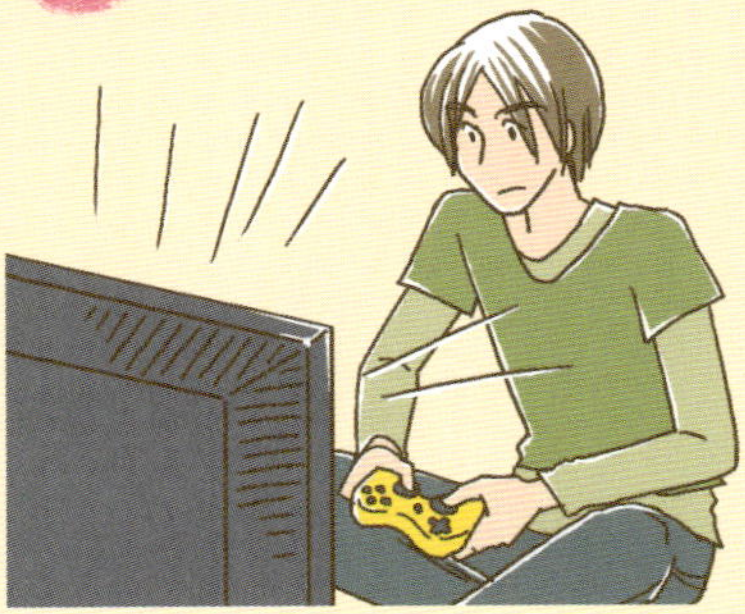

自宅で手軽にバーチャルな世界に入り込めるテレビゲームは、ときに現実逃避の手段になります。のめり込んでいる間は、目の前の不安を忘れられるからです。ただし、ゲームは本当の意味での不安解消とはなりません。

長時間ゲームをつづけて生活のリズムをくずすと、ますますストレスを強めることにもなります。ゲームをするのは短時間にとどめ、運動をとり入れるなどして、ゲーム依存にならないようにしましょう。

自分なりの解消法があると ストレスに負けなくなる

ストレスは、パニック症や広場恐怖症、ＰＴＳＤの発症に大きくかかわります。さらには発作の引きがねになったり、症状を悪化させる誘因にもなります。

ですから、ストレスは上手に処理して、なるべくおだやかな気持ちで過ごしたほうがよいのですが、心の病気の人はストレスに弱い傾向があります。

それに、現代生活では、健康な人でも、多かれ少なかれストレスは感じているものです。

ストレスは、なくそう、なくそうと意識すればするほど、いっそうストレスとなります。そのことばかりで頭をいっぱいにせず、発想の転換をしたり、工夫をしてみましょう。ストレスを解消するためのコツは――

●日常生活のなかに、ストレスを誘発するものがあり、自分でも気づいていない場合があります。ストレスの原因を知り、対処するようにします（右参照）。

●自分に合ったリラックス法を、とり入れてみるとよいでしょう（84ページ参照）。自分なりのストレス解消法をもっている人は、ストレスに負けません。

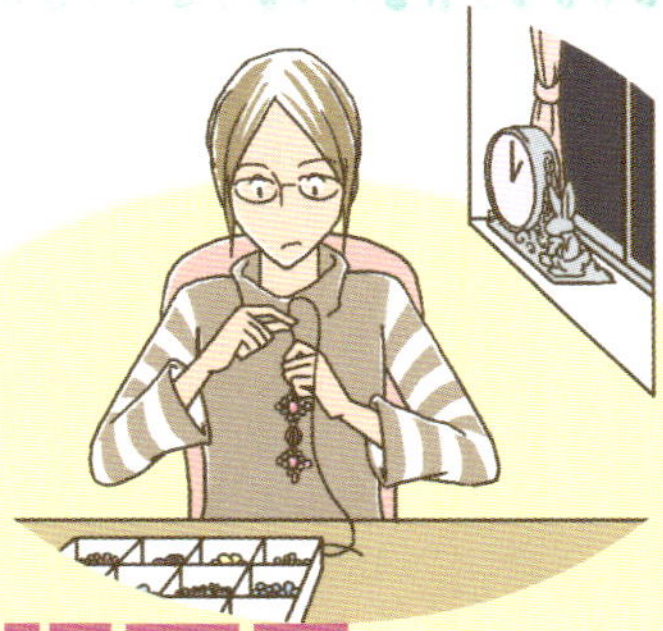

睡眠不足

パニック症の人には、楽しいことや好きなことをしていると、時間も忘れて没頭してしまう傾向があります。趣味などを楽しむこと自体はストレス解消になりますが、熱中するあまり、夜更かしをして睡眠不足になっては逆効果です。睡眠が足りないため朝起きられず、しだいに昼夜が逆転した生活になると、体内時計のリズムが乱れ、新たなストレスとなります。

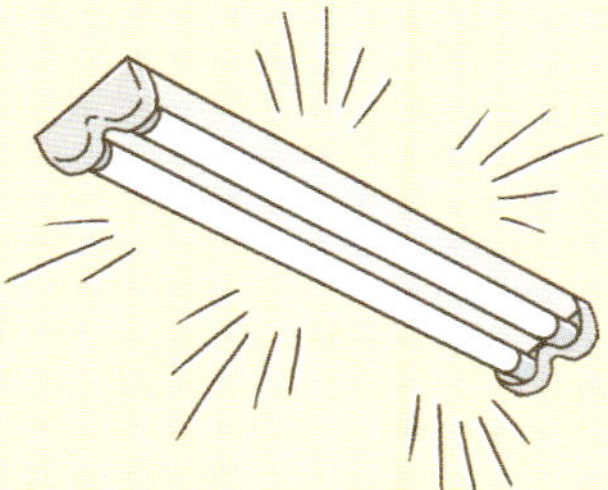

蛍光灯の光

パニック症の人は、蛍光灯がついた部屋にいると、不安感が強まることがあります。これは、蛍光灯の光のちらつき（フリッカー）がストレスとなるためです。少し明るさを落としたり、白熱電球やＬＥＤ電球に変えるとよいでしょう。

このように、ふつうの人にとってはなんでもないことでも、心の病気があると負担になることがあります。周囲の人は気を配って、快適に過ごせる生活環境をととのえてあげましょう。

自律神経をととのえる呼吸法や入浴には、ストレスをやわらげるリラックス効果が

脳の視床下部はストレスを認知するところで、「ストレスの脳」とも呼ばれます。ここはまた、自律神経やホルモンをコントロールしているところでもあります。ストレスによって視床下部が傷つくと、自律神経やホルモンの働きにも影響が出て、心身の調子をくずします。腹式呼吸や入浴は、自律神経をととのえてストレスをやわらげるリラックス法です。

深い呼吸で自律神経をコントロール

腹式呼吸

自律神経をととのえる確かな方法

自律神経は、自分の意思にかかわりなく体じゅうの機能を調節していますが、ただひとつ意思どおりになるのが呼吸です。それも深い呼吸をすると、自律神経をコントロールできます。この、呼吸と自律神経の関係を利用して、リラックス効果をあげるのが腹式呼吸です。

腹式呼吸の基本は、おなかで息をするつもりで深い呼吸をすること。呼吸が深くなるほど、自律神経がととのってきます。腹式呼吸は、自律神経をコントロールするもっとも確かな方法で、自律訓練法（62ページ参照）、マインドフルネス瞑想（92ページ参照）、ヨガなどのリラックス法はすべて腹式呼吸で行います。

コツは息を吐ききること

私たちは呼吸をすることで、体内でいらなくなった二酸化炭素などを吐き出し、酸素を吸い込みます。酸素は、体内で燃え体温をつくりますが、二酸化炭素をちゃんと吐き出していないと、とり込む酸素も少なくなります。呼吸で大切なのは、まず体内の汚れた空気を吐き出すこと。吐ききってしまえば、空気（酸素）は自然に吸い込まれます。

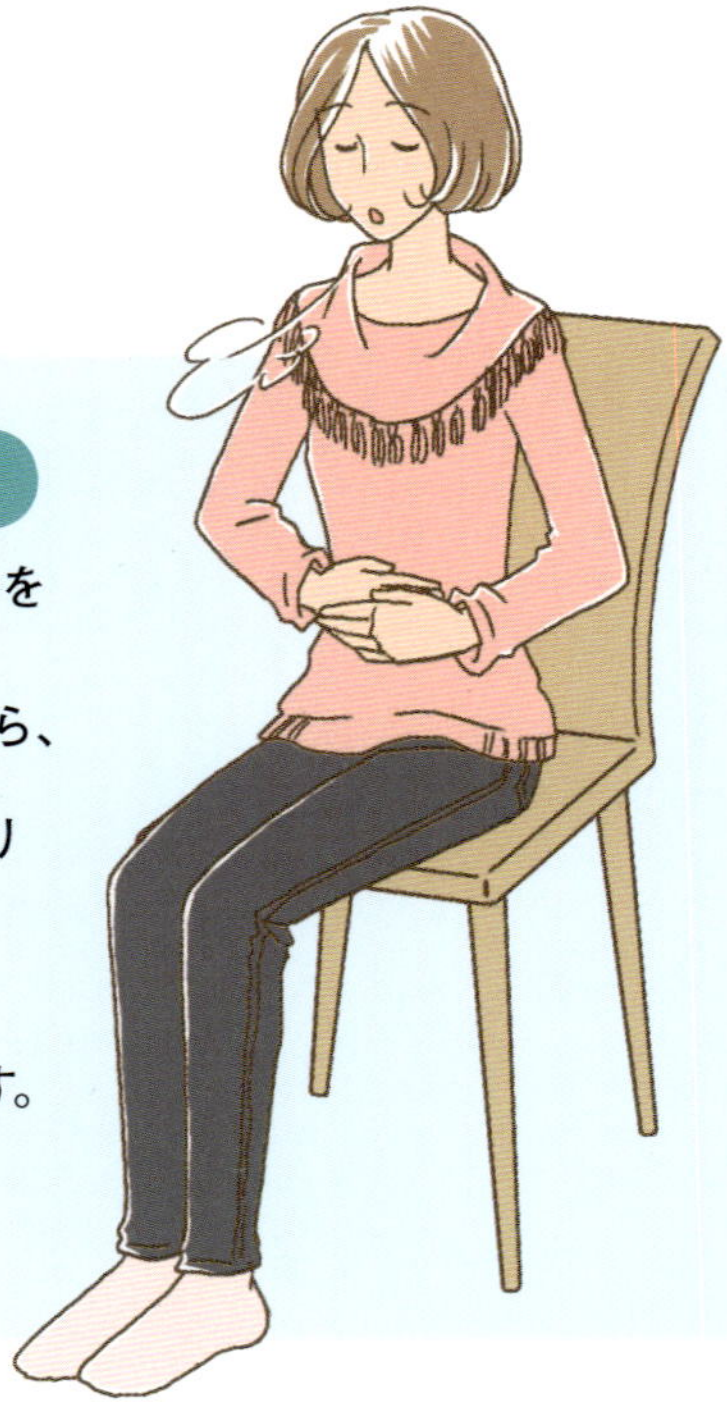

腹式呼吸のやり方

- 息を吐くときは、ゆっくりおなかをへこませていきます。
- へこむだけへこませておいてから、力を抜くと、腹部は元に戻り、横隔膜が正常な位置まで下がり肺が拡大します。それに従って、空気が吸い込まれます。
- 息を吸うときは、鼻から吸います。
- 吸ったら、すぐ吐かず、少し息を止めるようにします。

体をリラックスさせ、心の緊張をほぐす

入浴

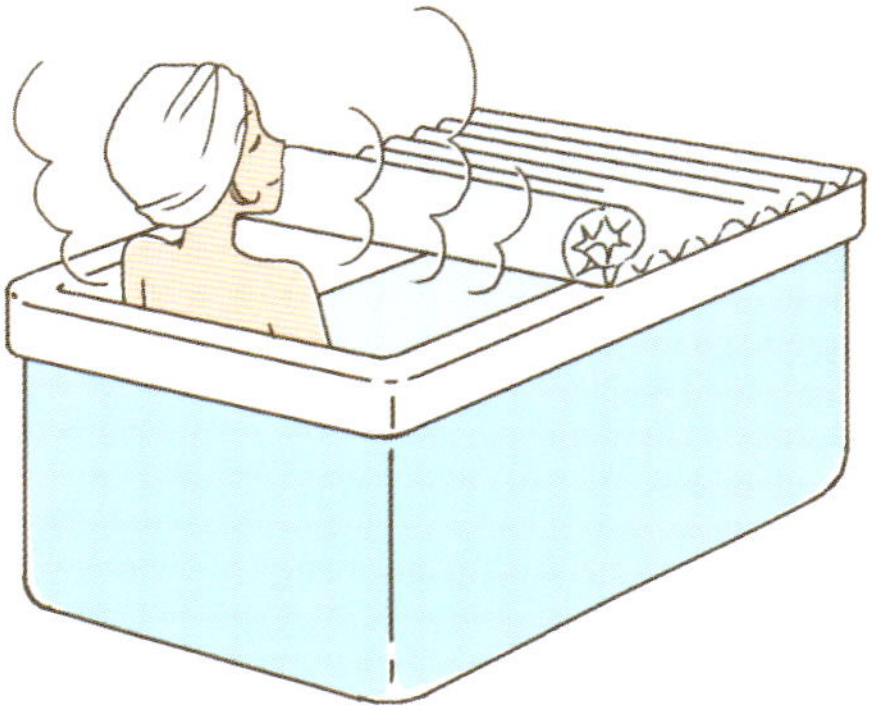

夜は湯ぶねに入る

入浴は、だれでも簡単にできて効果の高いリラックス法です。特に夜の入浴は1日の疲れをとり、体を温めて、眠りにつきやすくしてくれます。

- シャワーだけでは、体のしんが温まりません。湯ぶねに入り、ゆっくりつかりましょう。
- 湯の温度は、体温より少し高い38 ～ 40℃程度にします。熱い湯は、交感神経を刺激して血管を収縮させ、体の表面だけを急激に温めてバリアをつくってしまいます。
- おへそまでの、ぬるめの湯に40 ～ 50分つかると、全身の血行がよくなり、体にたまった疲労物質の代謝をうながしてくれます。また、ぬるめの湯は副交感神経の働きを高め、心の緊張もほぐしてくれます。
- 肩まですっぽり入る全身浴は、上半身だけ先に温まって、のぼせた状態になることも。半身浴のほうが、体のしんから温まります。

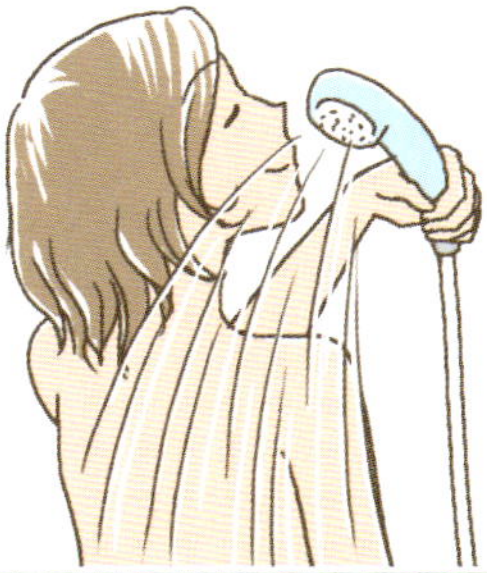

シャワーは朝に

シャワーは夜の疲労回復には向いていないのですが、朝浴びるのはよいでしょう。ウオーキングなど、軽い運動のあとにも向いています。

温水シャワーを浴びたあと、冷水シャワーを浴びると、自律神経が鍛えられます。

心身をリラックスさせ体調をととのえる

ヨガ

- 基本姿勢は、安楽座で座り、肩の力を抜いて背すじを伸ばし、両手をひざの上において、親指と人差し指で円をつくります。この姿勢で、ゆっくり腹式呼吸をすると、心身が安らかになります。
- ほかにも、イライラを解消する、生理痛を治す、肩こりを解消するなど、さまざまなポーズがあります。
- ヨガにはいろいろな流派があり、各地のヨガ教室で指導が受けられます。教室を選ぶときは、新聞、雑誌、インターネットなどのほか、口コミ情報なども参考にしましょう。

基本姿勢

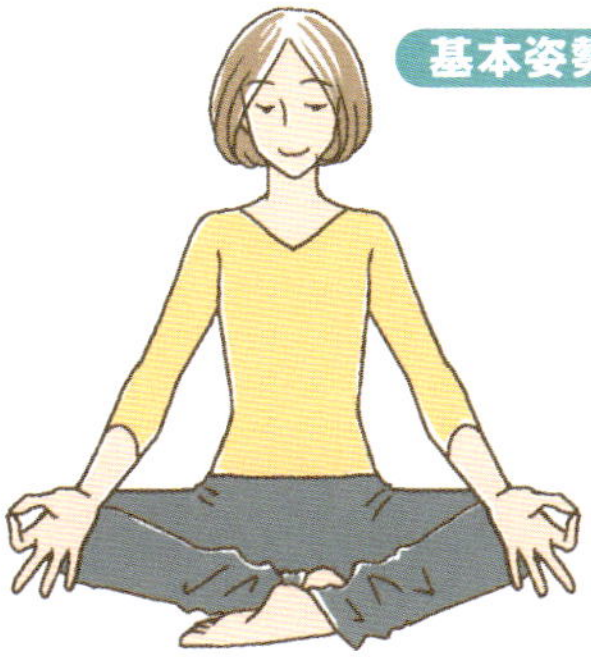

イライラを解消するポーズ

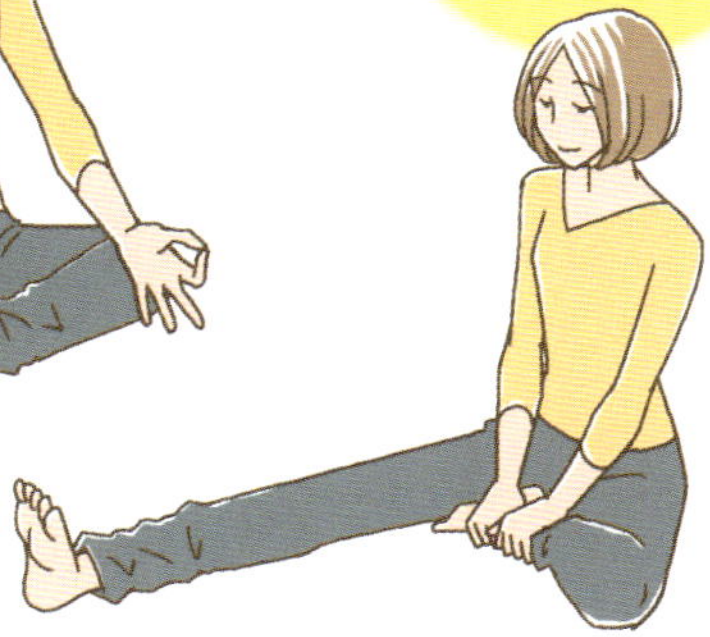

体を動かすことには、薬と同じくらいの効果があります

不安や恐怖をかかえていると、体を動かすのもおっくうになりがち。しかし運動不足は、体力や気力までうばいます。一方、運動をしていると、薬だけの治療より回復が早くなります。

運動をするときのポイント

適しているのは有酸素運動

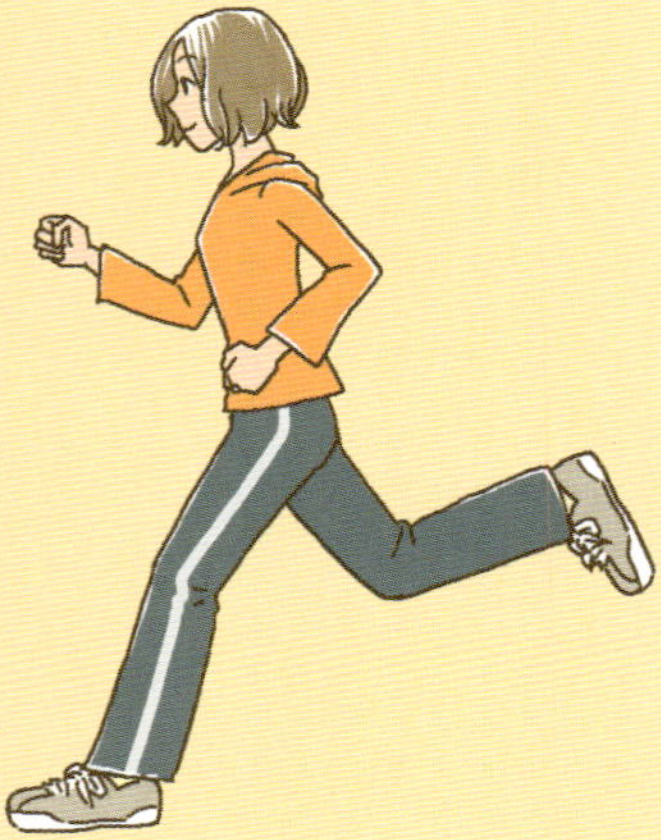

運動には、呼吸をしながら（酸素を体内にとり入れながら）行う「有酸素運動」と、呼吸を止めて行う「無酸素運動」があります。無酸素運動は、短距離走や相撲、バーベルを使った筋トレのような負荷の強い運動で、疲労物質の乳酸をためてしまいます。

一方、適度な有酸素運動は乳酸の代謝をうながします。ウオーキングや軽いジョギング、サイクリング、水泳、水中ウオーキングなどを、自分のペースで、毎日つづけるのがベストです。

笑顔でいられるニコニコ運動

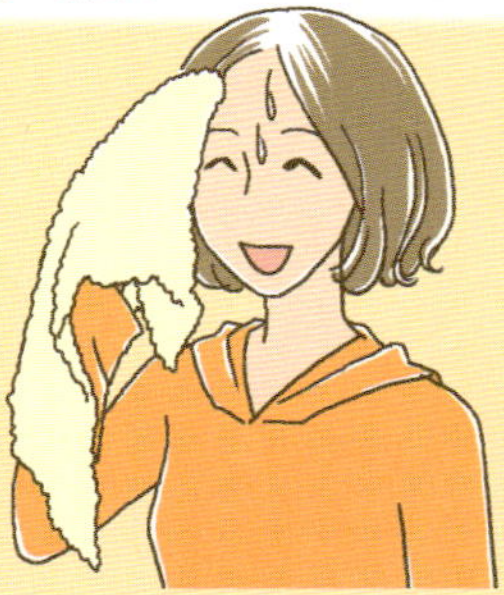

運動の強さとしては、終わったあと息を切らさず「ふつうに呼吸ができる」、苦しくなく「笑顔でいられる（ニコニコ運動と呼ばれる）」、「汗が心地よく感じる」程度を目安にします。翌日まで疲労を残さない、自分の体力に合った軽いものでも、つづけることで十分効果があります。

毎日つづける工夫

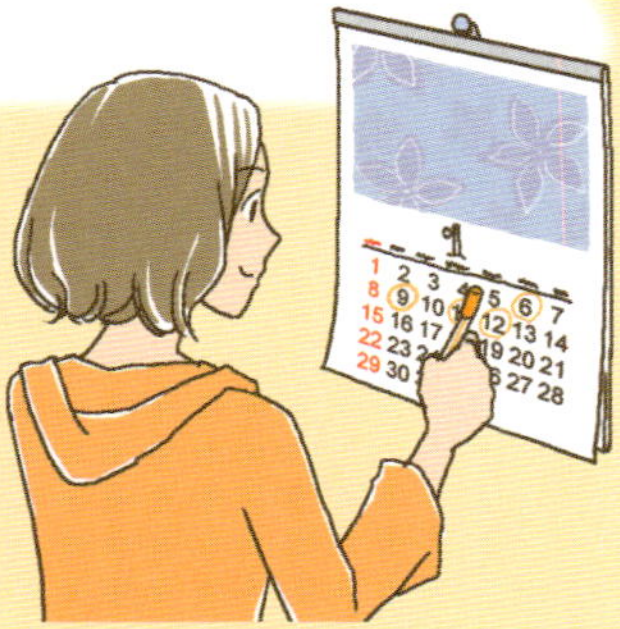

日常生活のなかで、習慣にするとつづけやすいものです。朝食の前後は（ひどい空腹時は避ける）散歩をする、土曜日の午後は水泳をする、といったように決めておきましょう。手帳やカレンダーなどに、時間や体調などを記録しておくとはげみになります。

運動をしている人のほうが、回復が早く、治る確率も高い

パニック症の人は、発作を恐れたり、体調が悪くなることを心配して、運動を避ける傾向があります。広場恐怖症を併発していれば、行動範囲も狭くなります。

ＰＴＳＤの人も、トラウマのため何も信じられなくなり、ひきこもってしまうことがあります。

心のトラブルは患者さんから活動性をうばい、運動不足から体力が落ちて、ますます動くのがおっくうになる、という悪循環をまねきます。

一方、体を動かして体調がよくなれば、それは心にもよい影響を与えます。実際、薬だけの治療を受けている人と、薬とともにウォーキングなどのエクササイズをとり入れている人をくらべると、エクササイズをしている人のほうが治りが早く、完全に治る確率も高いといわれています。

筋肉を使うと、脳由来栄養因子（ＢＤＮＦ）が産生され、それが脳内に入って脳細胞を活性化します。うつ病、ＰＴＳＤ、認知症では海馬の萎縮が見られますが、ＢＤＮＦはこの海馬の神経細胞を新生させ、健康な心へと回復させるのです。

なぜ運動が心の病気に効くのか

セロトニンをふやす

パニック症やＰＴＳＤの治療で使うＳＳＲＩは、脳の神経伝達物質、セロトニンをふやす働きのある薬です。セロトニンには心を安定させる作用がありますが、運動をすると、このセロトニンの分泌量が増加することがわかっています。運動には、ＳＳＲＩと同じような効果があるわけです。

有酸素運動は乳酸の代謝をよくする

乳酸は、強い運動をしたときに筋肉にたまる疲労物質。また、パニック症発症の原因となったり、発作をうながしたりする物質でもあります。やっかいなのは、パニック症の人は乳酸の代謝が悪く、体内でできた乳酸が外へ排出されるまでに、健康な人より時間がかかることです。そのためパニック症の人は運動を避けてしまうのです。

乳酸がたまりやすいのは激しい無酸素運動や労働をした場合です。また、運動が不足しても乳酸はたまります。一方、軽い有酸素運動なら乳酸をエネルギーとして使うので、かえって代謝はよくなり、症状の改善にも有効です。

脳を活性化する

運動が、心の病気に効果を見せることは多くの研究で明らかにされています。たとえば、ＰＴＳＤやうつ病では脳の海馬《かいば》（情動や記憶にかかわる部位）に萎縮が見られますが、運動をすると、この海馬に新しい神経細胞が生まれることがわかっています。また、抗うつホルモンの産生をうながす効果もあるといわれています。運動によって脳の活性化が期待できるのです。

体にも心にも効く「掃除」のメリットを活用しましょう

身近な家事にも、運動効果のあるものがあります。特に、軽く汗をかく程度の掃除がおすすめ。身のまわりや住まいがこざっぱりと清潔になり、体にも心にも、よい効果があらわれます。

無理なくできる「掃除の4ステップ」

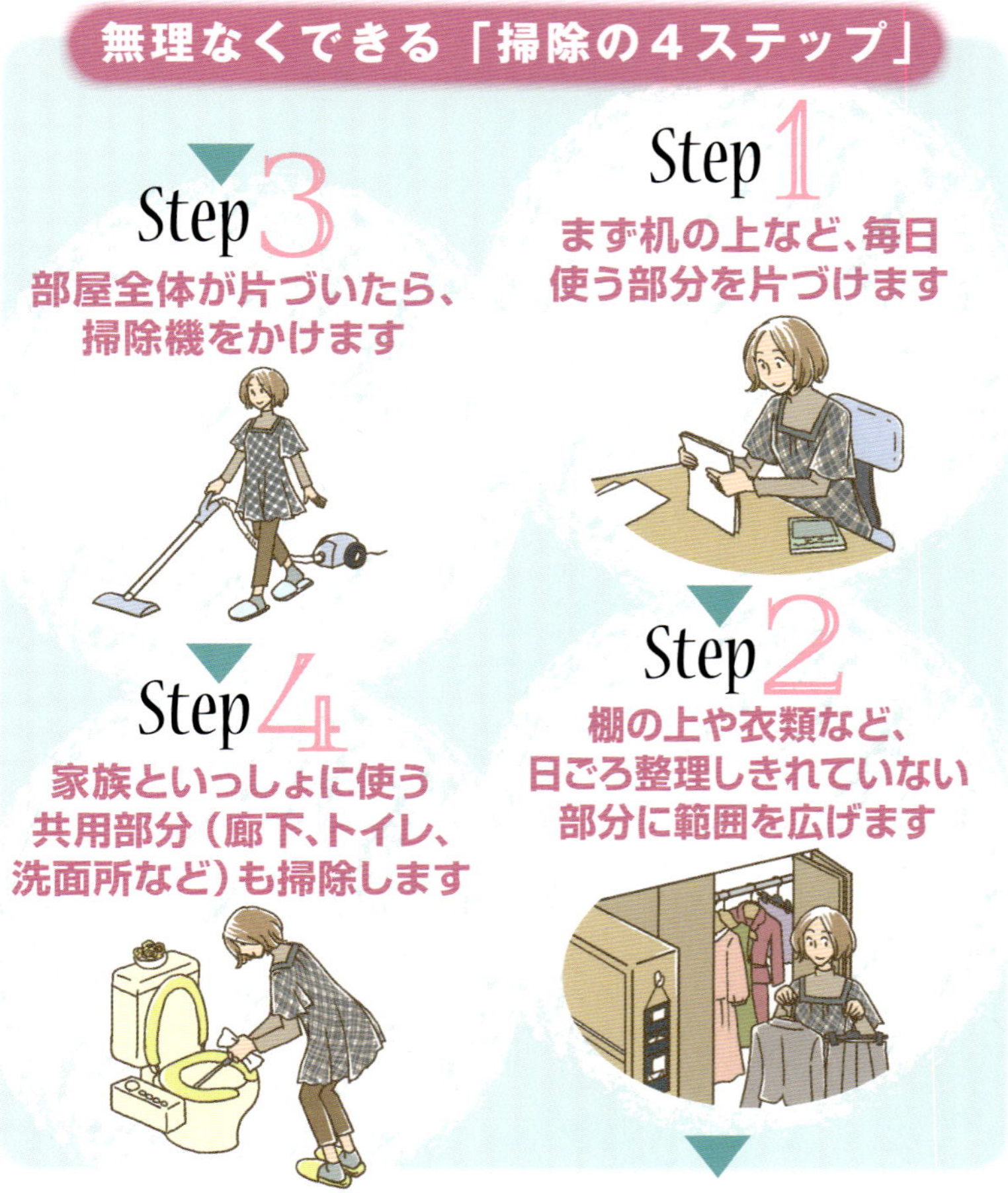

Step 1
まず机の上など、毎日使う部分を片づけます
Step 2
棚の上や衣類など、日ごろ整理しきれていない部分に範囲を広げます
Step 3
部屋全体が片づいたら、掃除機をかけます
Step 4
家族といっしょに使う共用部分（廊下、トイレ、洗面所など）も掃除します

身近な家事にも、思いのほか運動効果がある

規則正しく行う、持続的な有酸素運動には、パニック症の症状を改善し、体力がついて疲れにくくなるという効果があります。

ですから、運動は毎日つづけることがベストなのですが、あらたまってやろうとすると、むずかしいかもしれません。

そのような場合は、汗をかくくらいの掃除から、体を動かすことを始めてみましょう。掃除は思いのほか運動量があります。

また、掃除には自分の気持ちを前向きにする、家族関係を改善す

掃除には「5つの徳」があります

1 体を動かせる

掃除機をかけるついでに、床のふき掃除もしてみましょう。運動量はさらに上がります。体力がつき、疲れにくくなります。

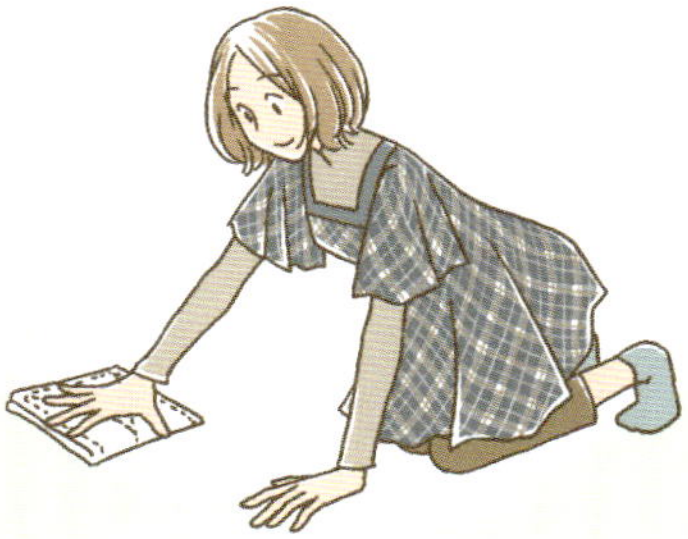

2 部屋が清潔になる

よごれた部屋は、アレルギーの原因になるダニやカビなどの温床になります。部屋を清潔にすることは、体の健康にとっても大切です。

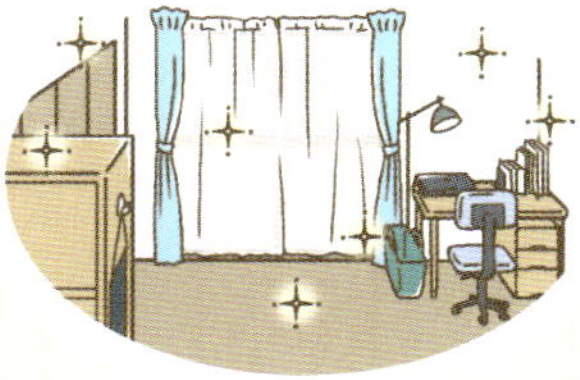

3 心がすがすがしくなる

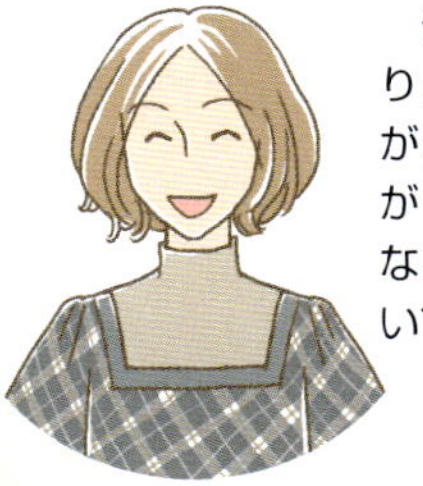

部屋がこざっぱりとして居ごこちがよくなると、すがすがしい気分になり、心が落ち着いてきます。

4 家族から感謝される

家族の共用スペースまで掃除のステップが進むようになると、家族から感謝されます。感謝の気持ちは自分にも反映され、気持ちを明るくしますし、人間関係にもよい影響を与えます。

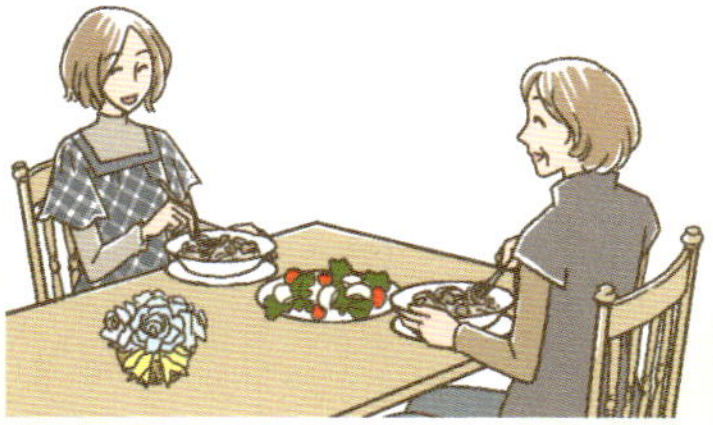

5 “いま”に心が向く

掃除に熱中しているうち、将来を憂えたり、過去を悔やむことよりも、“いま”を生きることの大切さがわかるようになります。マインドフルネスの心境です（92ページ参照）。

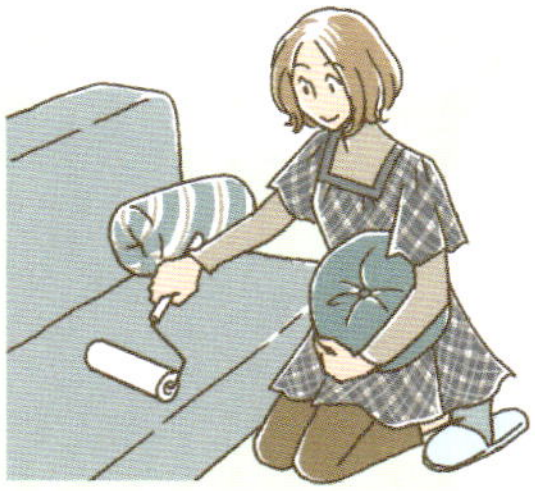

る（家族から感謝される）など、運動効果以外にもさまざまな相乗効果があります。

第一ステップは、日ごろ使っている自分の部屋の片づけです。

部屋は住む人の心を映し出します。気持ちが落ち込んでいると掃除どころではなくなり、部屋も散らかり放題、ということが少なくないものです。

そういった荒れた状態をきれいにすると、気持ちのほうもスッキリしてきます。

自分の部屋から、共用部分へと掃除する範囲を広げていくと、より多くのプラス効果が得られるでしょう。

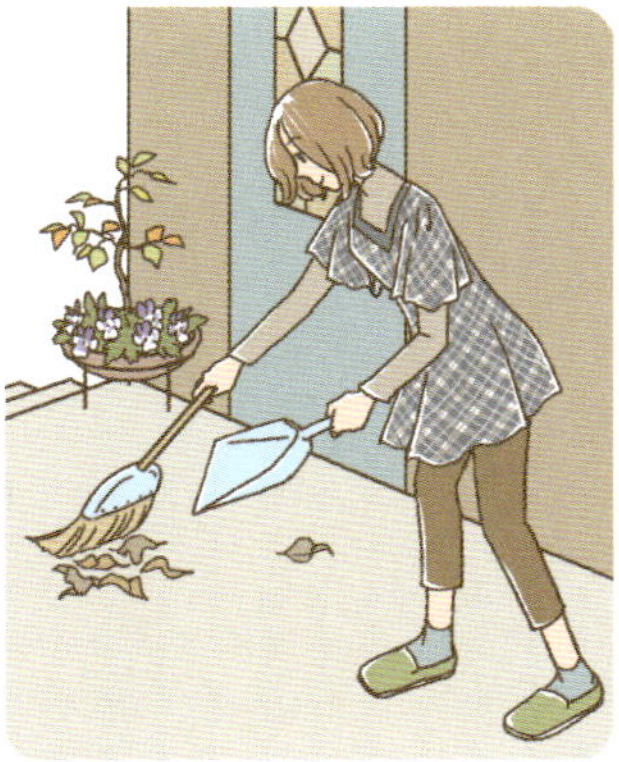

対処法を知っていると、パニック発作が起きてもあわてずにすみます

まわりの人は、発作で苦しんでいる患者さんといっしょになってあわてないこと。間もなくおさまりますから冷静に。本人には楽な姿勢をとってもらい、安心できるように声をかけます。

起こったら、すぐ行う対処法

1 楽な姿勢をとる

発作が起こったら、下の図のように腹ばいになります。あるいは、イスに座って前かがみになり、頭をひざの間に入るくらいまで下げます。こうすることで、胸式呼吸は自然に腹式呼吸になります。発作のときは過呼吸になりやすいのですが、腹式呼吸をすることで過呼吸を防ぐことができます。自律神経を安定させることもできます。

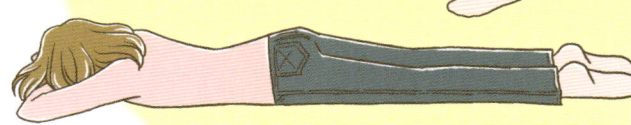

発作のときは、うつぶせになるか、イスに座って頭がひざの間に入るくらいまで、前にかがみます。

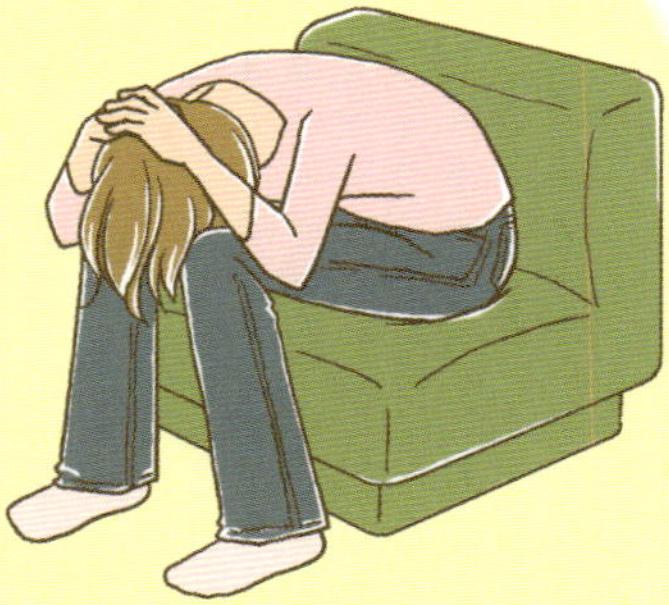

2 吸うよりも、吐く

過呼吸が激しくなると、不自然に息を吸い込もうとしてしまいます。むしろ息を止めるようにすると、空気が自然に入ってきます。息を吐くときは「吐ききる」ことを意識して、できるだけ長く吐き、最後は排便をするときのように気ばって吐き出します。こうすることで、息を吸うのも自然になり、呼吸が楽になります。吸うときは「深く、ゆっくり」と行います。

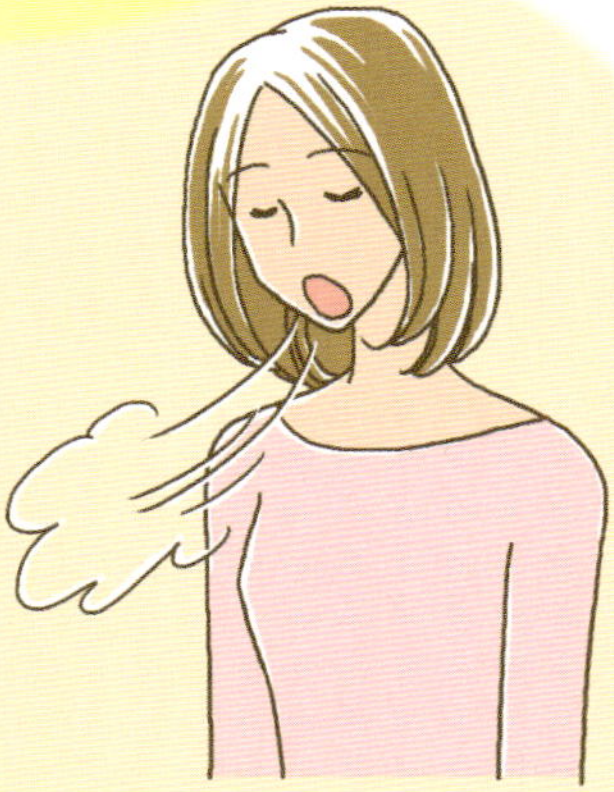

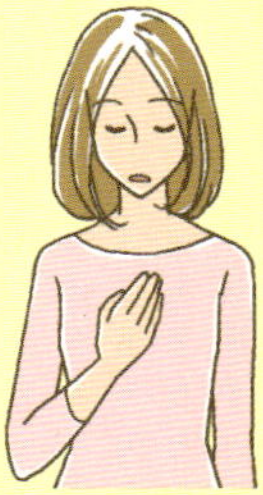

3 こわがらない

パニック発作は不安が源になって起こります。こわいという気持ちが強いほど、発作は激しくなります。体の病気の心配はない、こわがらなくてもよい、と考えるようにします。

4 神経が安らぐツボを押す

発作が軽いときは、「すぐよくなる」と唱えながら、神《しん》門《もん》というツボ（下図参照）を押さえてみましょう。神経が休まり、気分が落ち着いてきます。

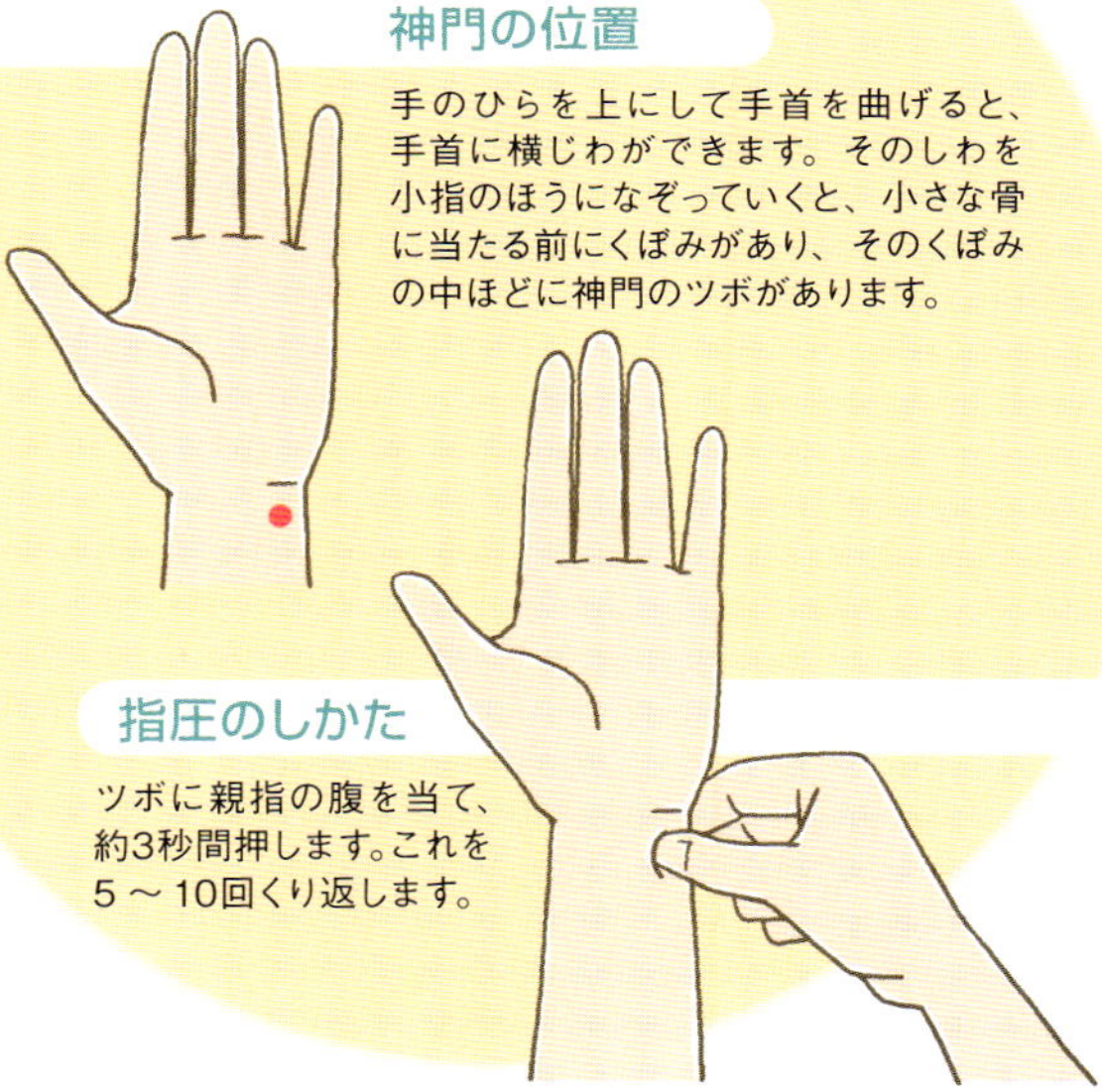

神門の位置

手のひらを上にして手首を曲げると、手首に横じわができます。そのしわを小指のほうになぞっていくと、小さな骨に当たる前にくぼみがあり、そのくぼみの中ほどに神門のツボがあります。

指圧のしかた

ツボに親指の腹を当て、約3秒間押します。これを5～10回くり返します。

5 記録をつけておく

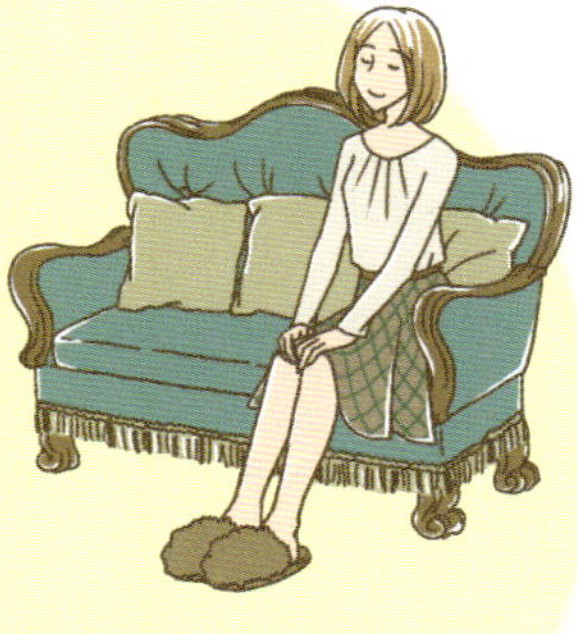

パニック発作はすぐおさまりますので、その日のうちに、自分自身で発作の様子をメモしておきます。くわしく覚えていなくても、できる範囲でよいのです。専用のノートを作っておき、その記録を外来の際に医師に伝えましょう。診察に役立ちます。【書きとめたいこと】発作が起こった場所、時間／発作であらわれた症状、症状の順序、症状が継続した時間／発作中やその前後に、思い浮かんだこと

冷静さや落ち着きが大切 こわがると症状は悪化します

パニック発作は、パニック症の特徴的な症状ですが、ＰＴＳＤでも起こります。

それまでふつうにしていた人に、いきなり発作があらわれます。文字どおり、パニックにおちいったような激しい症状で、慣れないうちは周囲の人もあわてますが、落ち着いて対処してください。

【理解しておきたいこと】

- パニック発作で死ぬことはありません。
- 発作は、10分以内にピークとなり、だいたい30分前後でおさまります。
- あわてたり、こわがると、症状はかえって激しくなります。
- パニック発作は、薬でコントロールできます。軽症の場合は、薬を飲み始めて1週間以内で、発作はおさまります。
- 重症の場合は、完全に発作が消えるまでに2～3カ月かかることがあります。

薬の効果があらわれるまでに発作が起こったら、右のような対処をしましょう。

マインドフルネス瞑想は、不安や緊張から心を解き放ちます

マインドフルネスとは「気づくこと」。いまある自分の現実を、そのまま受け止めながら瞑想します。不安症やうつ病などに効果があるリラクゼーション法で、家庭でも行うことができます。

マインドフルネス瞑想の時間を

静かな部屋で、以下のような要領で、毎日朝晩10分ずつ行うとよいでしょう。

呼吸は腹式呼吸で、「ゆったりと」して、なるべくコントロールしないようにします。「呼吸のことは呼吸にまかせていく」という感覚です。そして、おなかや胸のあたりの動きに気持ちを向け、「ふくらむ、ふくらむ」「ちぢむ、ちぢむ」と、身体が動く感覚をそのまま感じるようにします。

体の力を抜き、背筋を伸ばしてイスに腰かけるか、畳や床に座り、目を軽く閉じるか、うすく開きます（半眼）。

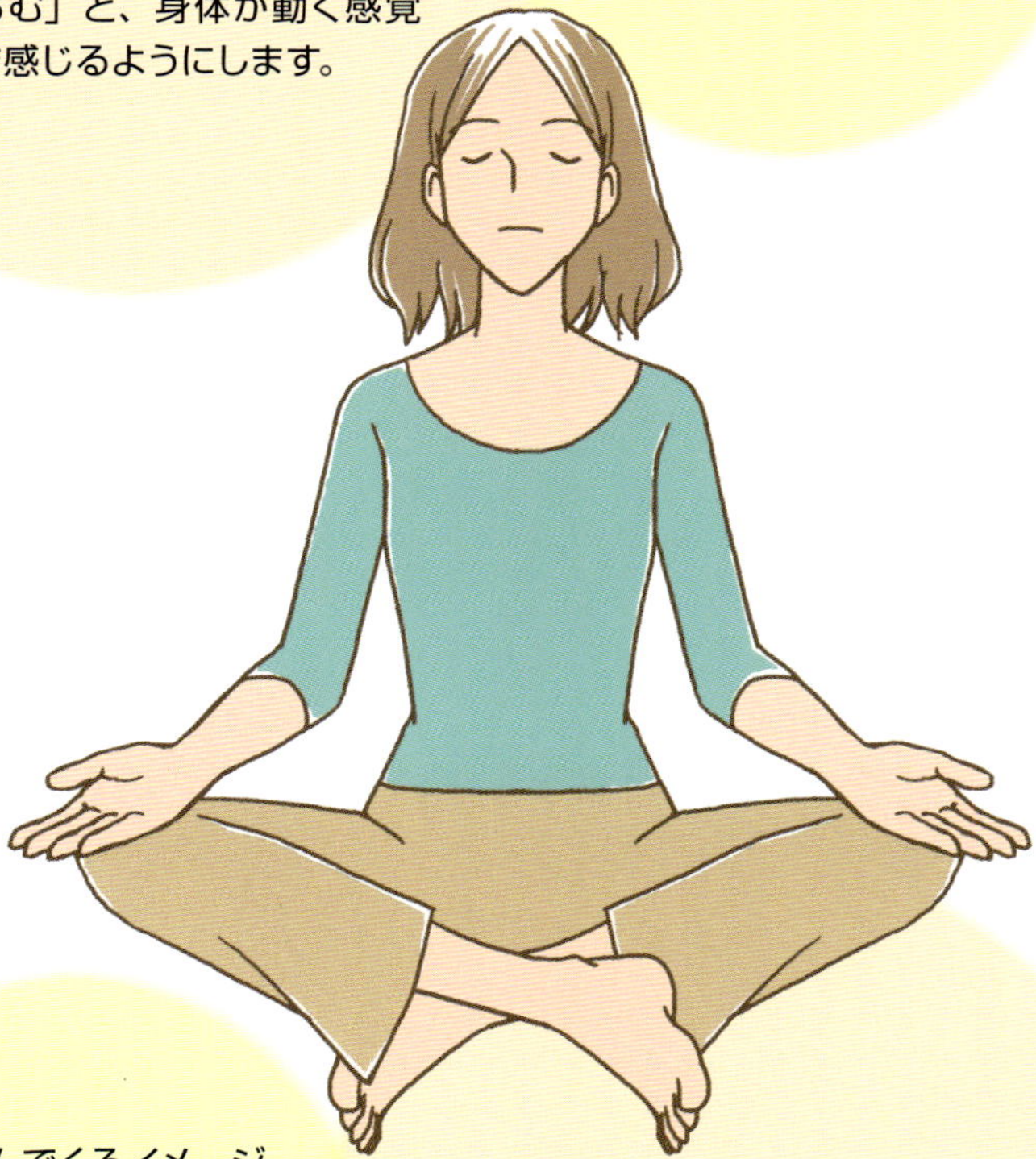

浮かんでくるイメージや考えを、無理に止めようとしたり、コントロールしようとせず、ありのまま受け入れます。

瞑想中に起こることはすべて、あくび、くしゃみ、周囲の音なども、そのまま受け入れ、いっさい評価しません。いろいろな考えが浮かび、「うまく瞑想できないな」と思うのも評価です。

東洋思想と西洋の心理学を統合「あるがまま」を受け入れる

マインドフルネス瞑想（mindfulness meditation）は、東洋の仏教（禅）の思想と西洋の心理学を統合し、開発された精神療法です。米国ではすでに20年以上前から研究・実践されていて、日本でも、このところ注目されるようになってきました。

マインドフルネスとは「気づくこと」を意味します。気づく対象は、「いま自分が生きているこの瞬間の現実」です。

その現実を、「正しい・誤り」「すべき・すべきではない」「よい・悪い」といった評価を加えず、「あるがままに」感じとり、受け入れていくのがマインドフルネスの考え方です。

こういった考えをベースにして瞑想を行うマインドフルネス瞑想は、うつ病や不安症に効果をあげる第三世代の認知行動療法として、米国では盛んに行われています。

マインドフルネス瞑想をしているときの考え方

- 心のなかにわき上がる思いなどに対して「よい・悪いの判断（ラベリング）をしない」
- わき上がる思いから「逃げようとしない」
- 感じた感覚は「心を開いて受け止める」
- 不安な気持ちは「自分そのものだと思わずに自分を信じる」
- 不安な気持ちに対して「どうにかしようと考えない」
- 不安な気持ちでも「あるがままに受け止める」
- 自分の気持ちや慣習に「とらわれない、固執しない」

瞑想で幸福感につつまれる

瞑想については、海外でも盛んに研究が行われています。米国のマサチューセッツ総合病院と、ドイツのギーセン大学の研究者たちは、マインドフルネス瞑想の被験者たちの脳を分析し、「被験者の脳には、構造的な変化が見られ、幸福感を感じるなどポジティブな効果があらわれた」と報告。この研究を行ったギーセン大学のブリッタ・ホルゼル博士は「瞑想によって、脳の構造を変え、幸福感をまし、人生を豊かにすることができるのは、なんと素晴らしいことだろう」と語っています（『精神医学研究（Psychiatry Research）』より）。

マインドフルネス瞑想を、毎日の暮らしにとり入れましょう

マインドフルネス瞑想は、特別な場所や時間がなくても、日常のさまざまな場面で実践できます。瞑想によって「集中」と「リラックス」がコントロールできるようになり、仕事や勉強などにもよい影響が出てきます。

食事

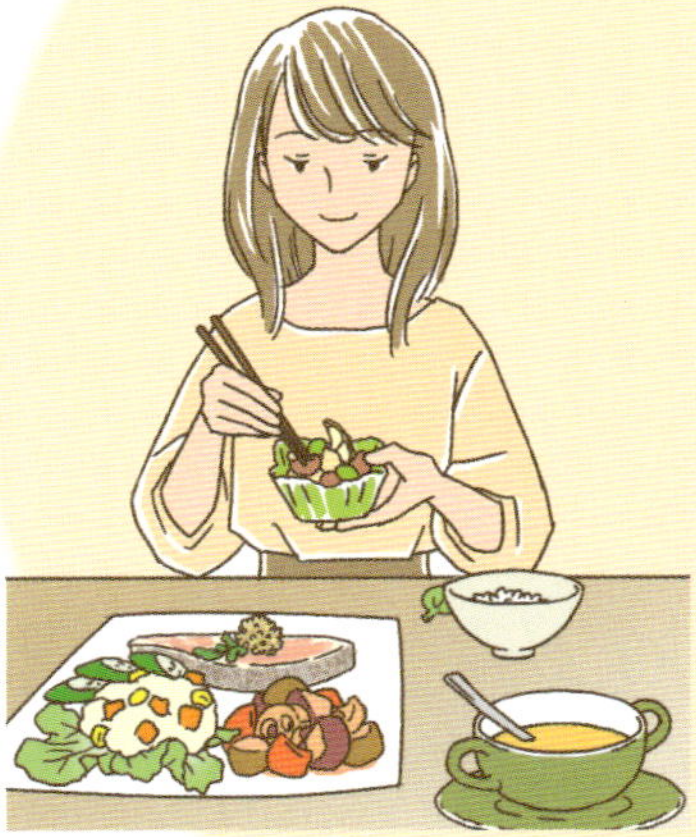

テレビを見ながら、仕事をしながら……というような「ながら食べ」は、満足感が得られず、つい過食になってしまいます。食事のときは、食べ物を観察しながら、一口ずつていねいに味わうことで、瞑想の効果を得られるようにします。集中力が高まるほど、舌の感覚が鋭くなり、細やかな味の変化にも気づきやすくなります。食べ物が命の源であることへの、感謝の気持ちにつながるようになるとよいでしょう。

通勤

通勤時のラッシュや人ごみは、だれにとっても不快なもの。マインドフルネス瞑想で気持ちをととのえましょう。❶まず、つり革につかまって体を安定させます。❷目はうすく開いておきます。❸ゆっくり呼吸をします。吐いて吸ってで「1」、吐いて吸ってで「2」というリズムで「10」まで行き、また「1」に戻ります。このとき、スマホを見たい、座っている人が降りないかな、などと考えている自分に気づいたら、呼吸に意識を戻して数え直します。❹ポイントは、とりとめなくつづけないこと。「3つ先の駅まで」というように、ゴールを決めて行います。

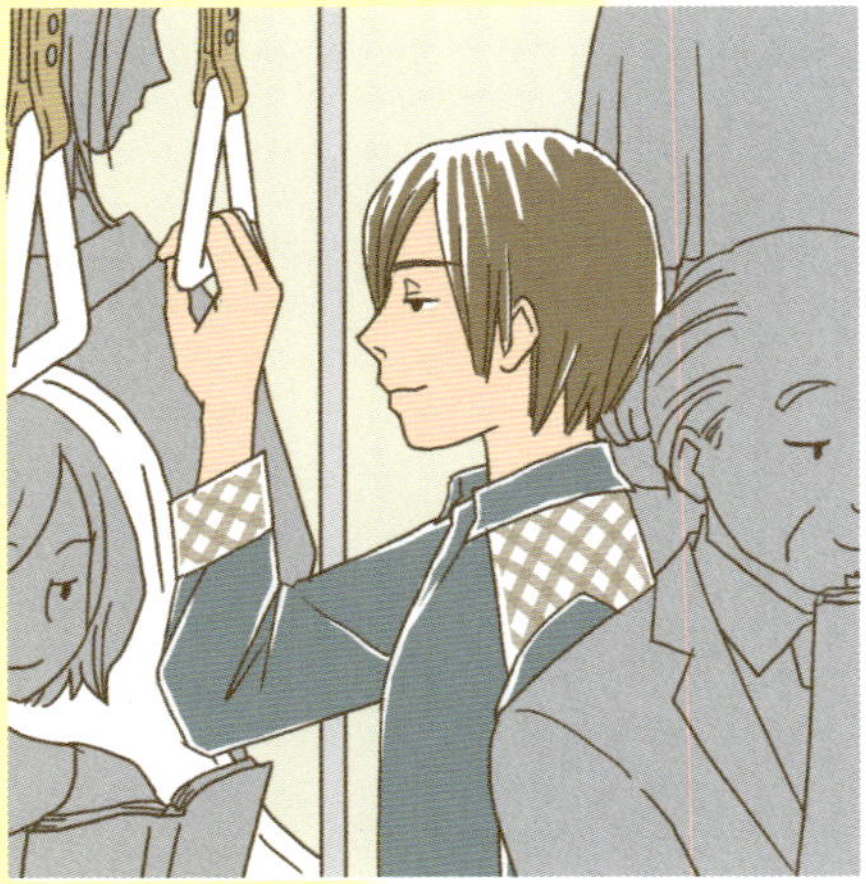

勉強

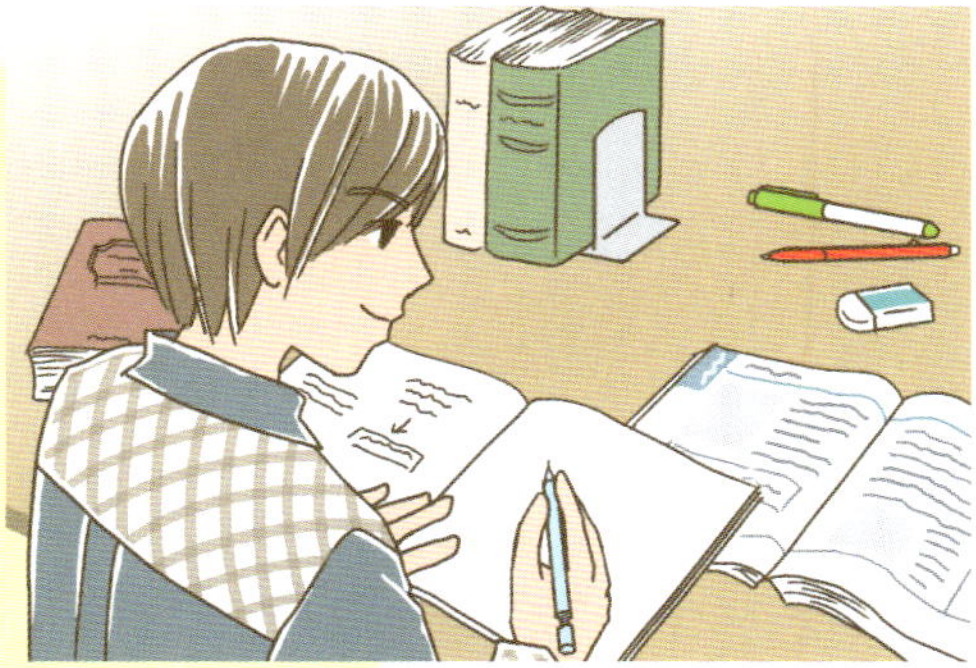

テストや受験をひかえて勉強しようとしても、何から手をつけていいかと頭が混乱していては、うまくいきません。そんなとき、マインドフルネス瞑想をくり返し行っていくと、脳がすっきり整理されて自分のやるべきことがわかってきます。
脳が整理される→ほんとうに自分に必要なことがわかってくる→楽しいと思えるようになる……このプロセスは、勉強にも生かすことができるのです。「楽しい」という脳内体験が、能力を引き出し、才能を伸ばすことにつながっていきます。

仕事

仕事には、週・月・年単位で「やるべきこと」があります。ただし、大きな目標を達成するプロセスはあるにしても、「いまやるべきこと」があるはずです。まず、その「いま」に集中し、小さな目標を遂行していきます。不満な状況があっても、それにとらわれて衝動的な行動はとらず、目標に集中します。いまやるべきことを上手に選択し、それをクリアしていくことで大きな目標につなげるというのが、マインドフルネスを仕事で活かすための考え方です。

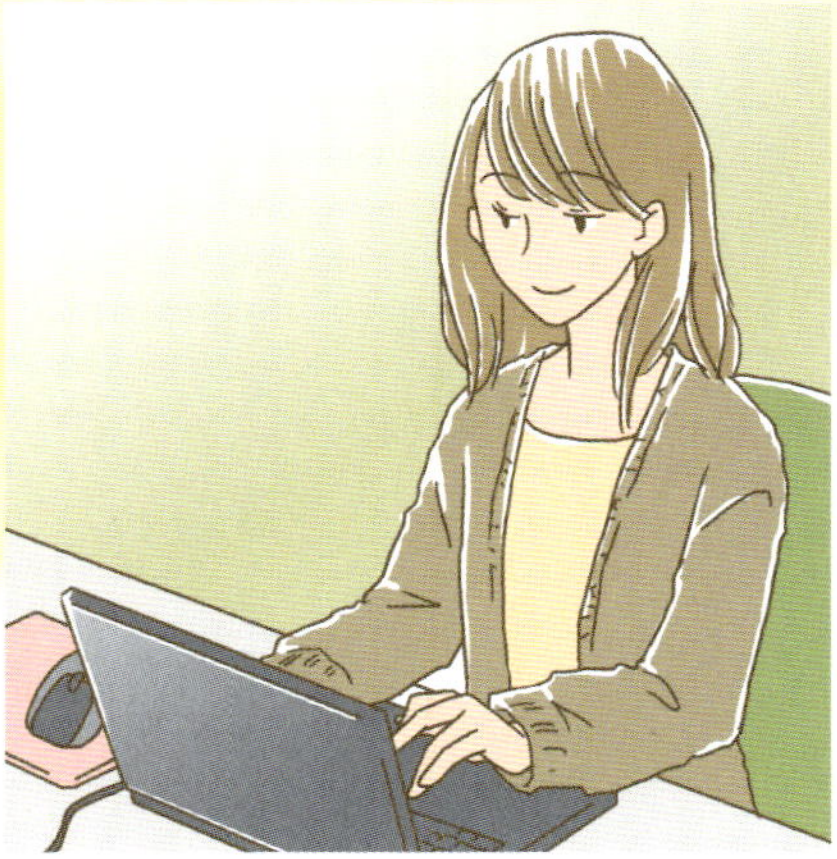

睡眠

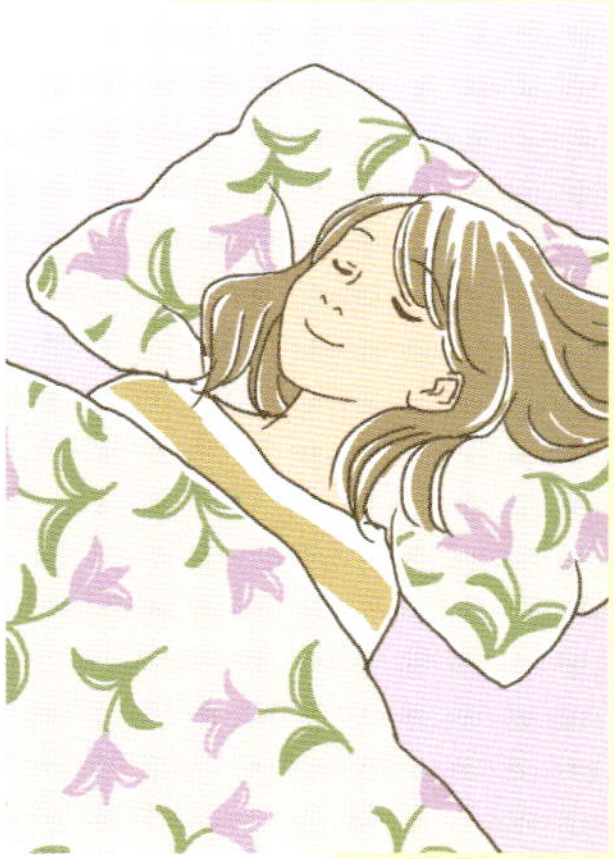

寝室の照明は暗くします。これによって睡眠のリズムを安定させるホルモンが、分泌されるようになります。布団の上では、まず目を閉じ、深呼吸をしながら、五感を使って自分の状態を観察します。布団と接する背中の感覚、足裏の感覚、体温感覚の変化など、今の自分に意識を向けます。ほかの考えが浮かんでもそれを拒絶せず、考えが浮かんでいることを感じ、ふたたび全身の感覚に意識を戻すようにします。5分ほどで心身がリラックスして、よい眠りにつくことができます。

マインドフルネス瞑想の効果は、認知行動療法の効果に匹敵します

マインドフルネス瞑想を行うと、自分の思考や感情をコントロールする力が育ちます。やり方を覚えれば自宅で毎日行えることも強みです。その効果は、認知行動療法の効果にさえ匹敵することが、研究で明らかになってきています。

脳を活性化して老化も予防する

自分の思考や感情に巻き込まれずに、それを外から客観的に観察していこうというマインドフルネス瞑想は、パニック症の曝露療法と深い関連性があるとされています。

日本でも、マインドフルネスの考え方をとり入れた認知療法を行う医療機関がふえてきて、成果が報告されています（左ページ参照）。

また、マインドフルネス瞑想は、家庭で毎日できるリラクゼーション法としても最適です。「不安」「うつ」のほか、「あがりやすい」「緊張しやすい」など、さまざまな心の悩みに効果があります。

瞑想をすると前頭葉の血流が活発になりますし、長年瞑想をつづけることで大脳皮質の体積が増加し、加齢による変化が少ないことがわかっています。

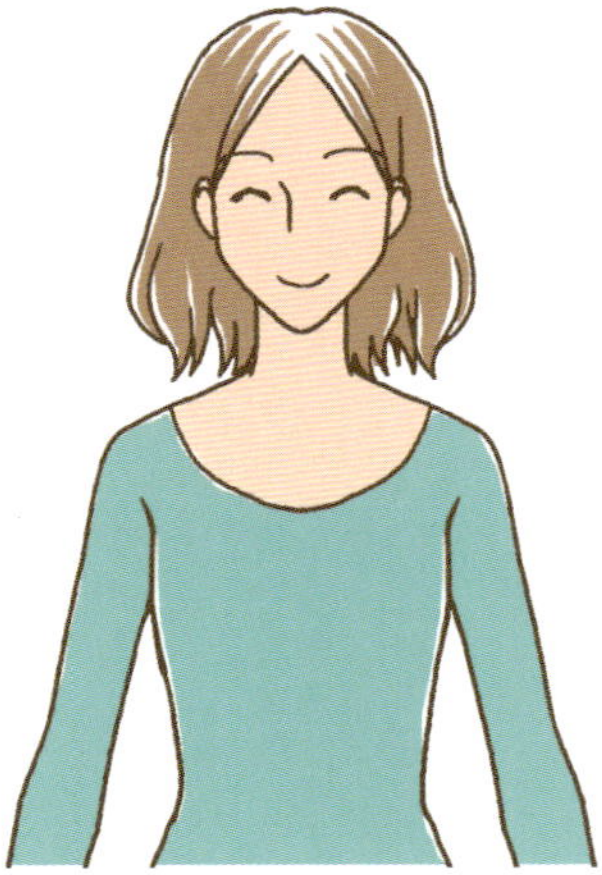

腹式呼吸とα波

瞑想、自律訓練法、ヨガなどのリラクゼーションは、腹式呼吸で行います。

また、パニック発作が起こったときも腹式呼吸をして自律神経を安定させます。

腹式呼吸をすると、リラックスの脳波であるα《アルファ》波がふえ、心を落ち着かせたり、脳を活性化させる効果があるからです。

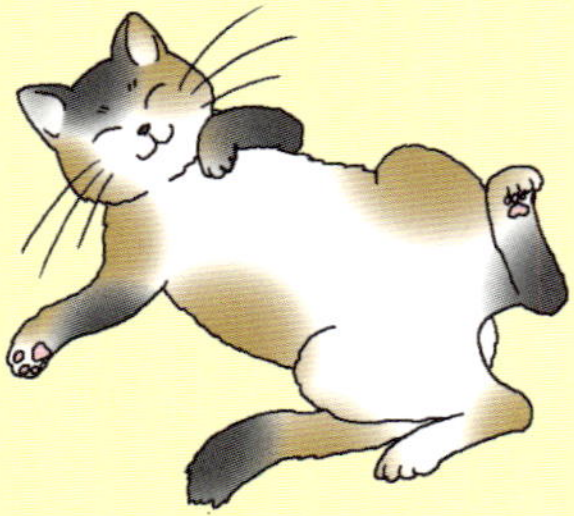

マインドフルネス瞑想で不安・抑うつが改善する

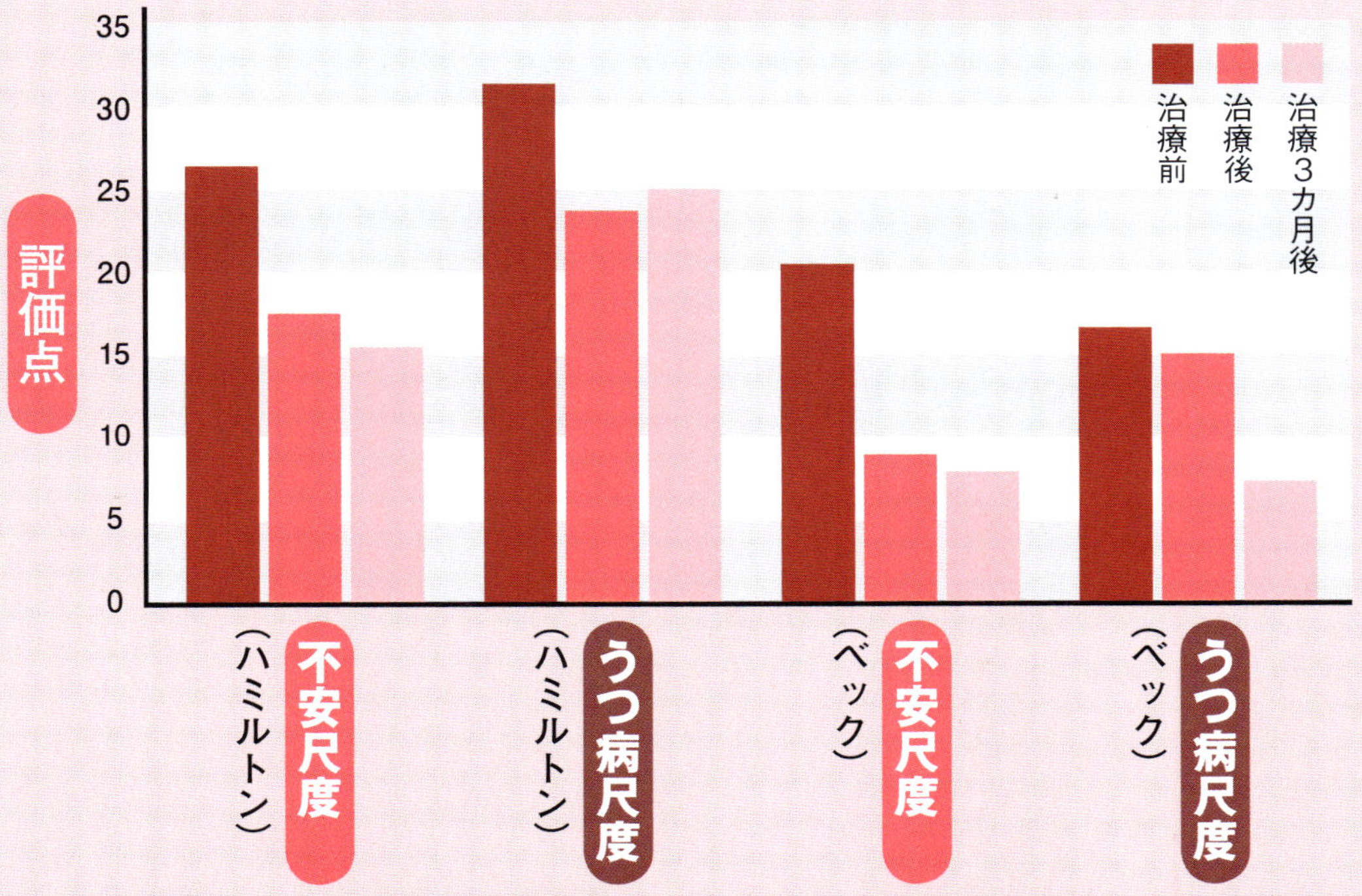

Kabat-Zinn J,et al.,1992（貝谷久宣・熊野宏昭編『マインドフルネス・瞑想・坐禅の脳科学と精神療法』新興医学出版社）
※ DSM-Ⅲ-R（米国精神医学会『精神障害の分類と診断の手引き　第３版改訂版』）に基づく調査。
※「ハミルトン」「ベック」は、どちらも不安やうつ病の程度を調べるための尺度。

マインドフルネス瞑想の治療効果

上のグラフは、マインドフルネスの考え方をとり入れたストレス緩和・リラックス集団療法の治療効果を調べたものです。

治療の対象となった患者さんは、「広場恐怖症をともなうパニック症」10人、「広場恐怖症をともなわないパニック症」4人、「全般不安症」8人、計22人です。参加した22人のうち、17人はほかの精神疾患があり、14人は別の不安症を併発、6人はうつ病をもっていました。また、12人は抗精神病薬を服用していました。

グラフでは、治療前、治療後、治療３カ月後の効果が記されています。これを見ると、明らかに治療効果があることがわかります。しかも、３カ月後まで効果が持続しています。

この治療成績は、認知行動療法での治療に匹敵するものです。

食事の乱れを見直し改善すると、生活リズムがととのいます

甘いものを食べつづける行動や、体重の増加を軽く考えないように。生活が乱れているあらわれです。食生活を規則正しくすれば、生活全般がととのい、心にもよい影響を与えます。

うつ状態になると起こる甘いものの食べすぎ行動

食事は生活の核となるもの。規則正しく決まった時間に、適量の食事をとることは、健康づくりの基本です。心の病気でも、この基本を守ることが大切です。

しかし、食べるという行為には心理的なものが大きくかかわります。心のトラブルが、異常な食行動になってあらわれることが、よくあるのです。

異常な食行動をともなう心の病気としては摂食障害（拒食症、過食症）がありますが、パニック症の人にも、うつ状態になると「過食」が見られます。

ふつうのうつ病（定型うつ病）では、食欲がなくなり体重も減ってきますが、パニック症に併発するうつ病（パニック性不安うつ病）では、度を越して食べるようになります。

特に、甘いお菓子や菓子パンを、「むちゃ食い」といえるほどのペースで食べつづける人が、よく見られます。

何かを口にしていないと気分が落ち着かない不安感

こういった異常な食行動の背景には、どんな心理があるのでしょうか。

摂食障害では、「やせていない自分はみにくい」という強いこだわりがありますが、パニック性不安うつ病の場合は、「いつも何か口にしていないと、気分が落ち着かない」という不安感です。

特に甘いものへの欲求が強くなるのは、糖分には抑うつ感をやわらげる作用があるためといわれます。甘いものを食べるとインスリンが分泌され、それによって脳内のセロトニンがふえて、ＳＳＲＩと同じような効果をもたらすと考えられています。

甘いものの過食は体重増加をまねき、身体的な健康をそこないますが、精神的な面でも問題があります。

心のトラブルを、「食べつづける」ことで解消しようとしても、根本的な解決にはなりません。放置していると、心の病気をさらに悪化させることにもなります。

左にあげたような「チェックポイント」があらわれていないか、注意して見てください。

問題になる食行動・チェックポイント

ここにあげているのは要注意のサイン。食生活を見直す必要があります。改善できない場合は、医師に相談してください。

Check 1 Point

週に3日以上、度を越して食べる

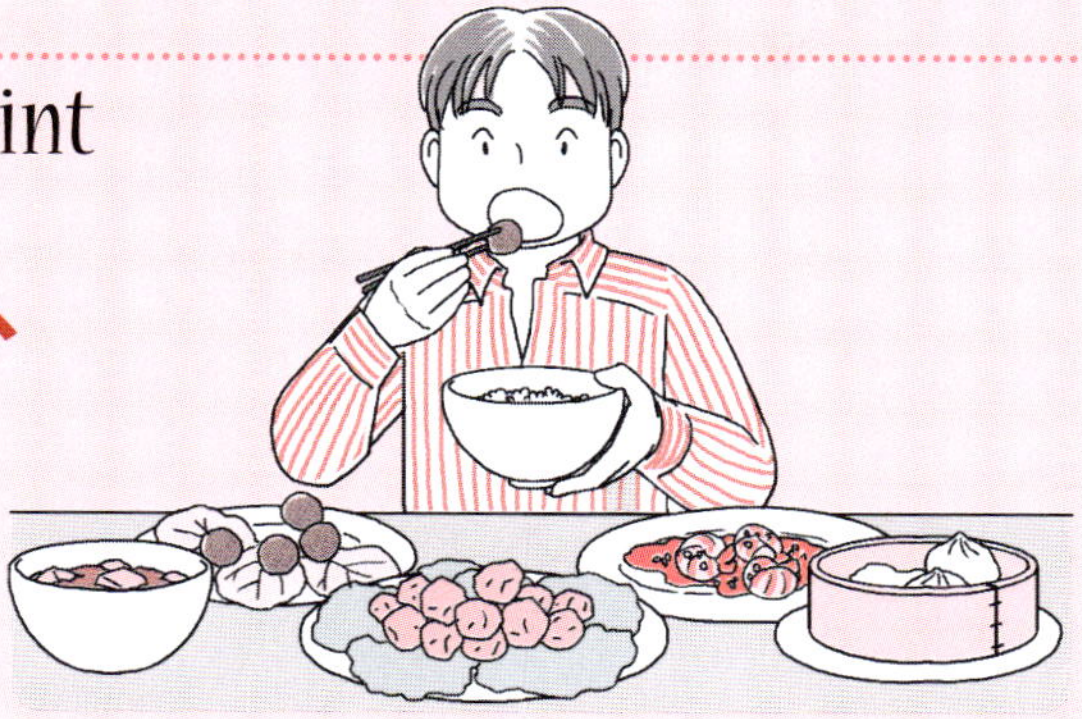

Check 2 Point

特に甘いお菓子などを、たえず食べつづける

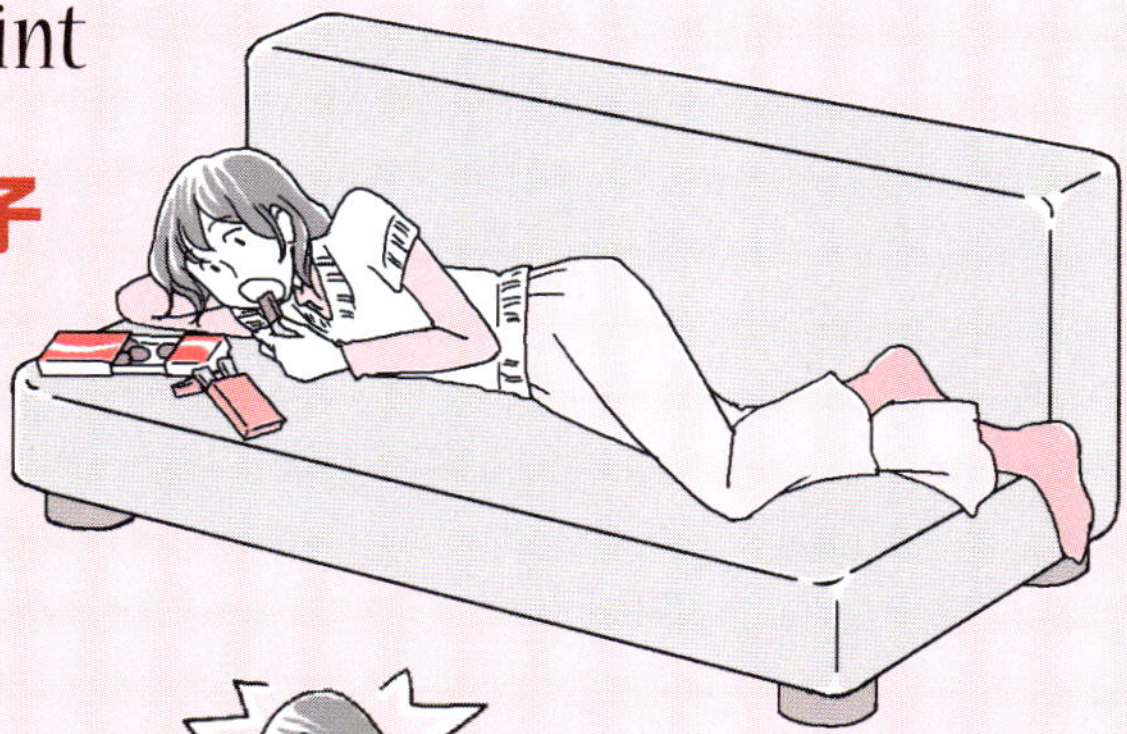

Check 3 Point

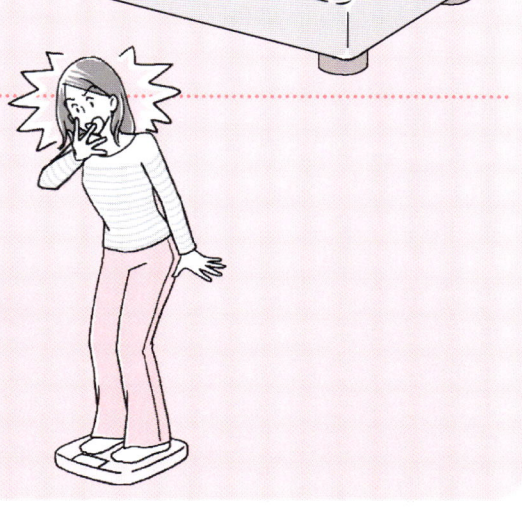

3カ月の間に、健康時の体重の5%以上（体重が50kgの人で2.5kg以上）ふえている

食生活がととのうと心にもよい影響を与えます

不安からくる止めどない食欲を克服するには、原因となっている自分自身の心を見直してみることが大切です。

また、食事のメニューづくりや運動計画など、家族に協力してもらいながら、できることから実行していきましょう。具体的には、左にあげた対処ポイントを参考にしてください。

食生活がととのってくると、生活全般がととのい、それが病気にもよい影響を与えます。

過食や体重増加への対処ポイント

目標を決める

BMIの計算法

体重kg ÷（身長m×身長m）

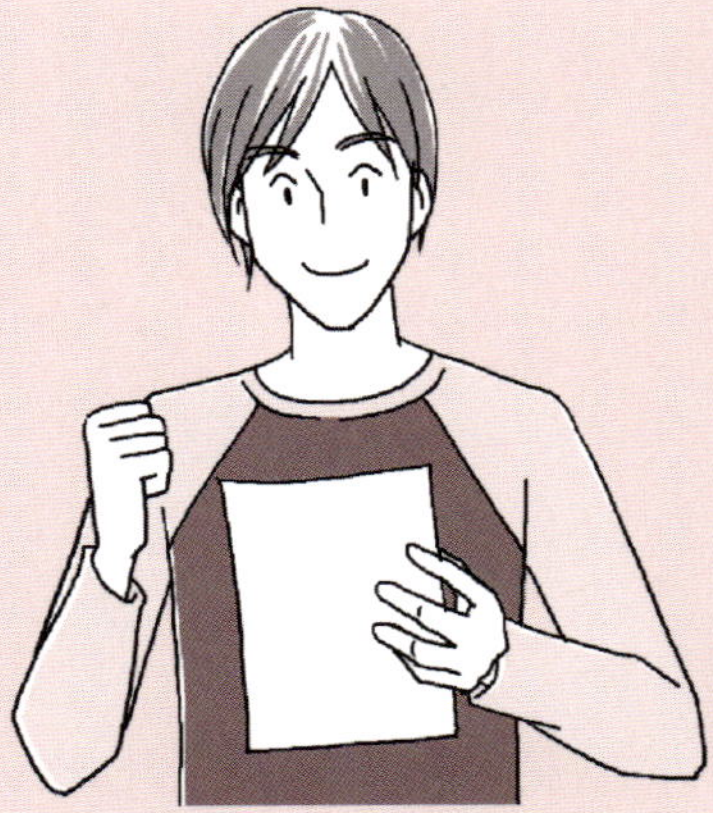

自分の目標体重を設定しましょう。体重管理の指標として、よく使われる判定法はBMI（ボディ・マス・インデックス）です。割り出したBMIの数値が、22ならば「理想」、25以上は「肥満」とされています。肥満の範囲に入っている人は、最終的には22を目標にします。ただ、いきなり大幅な減量をするのではなく、少しずつ減らしていきます。健康的な減量は、月に1～2kgずつ長期的に減らしていく方法です。自然に近い形をとるため、リバウンドも少ないとされています。また、ダイエットで重要なのは、「減らした体重を維持する」ことです。食生活のコントロールを身につけ､習慣にしましょう。

記録する

自分が食べたものや､食べた時間、運動などを、毎日記録してみましょう。自分の食行動の特徴や問題点がわかってきます。よくない食行動は、変えていくようにします。

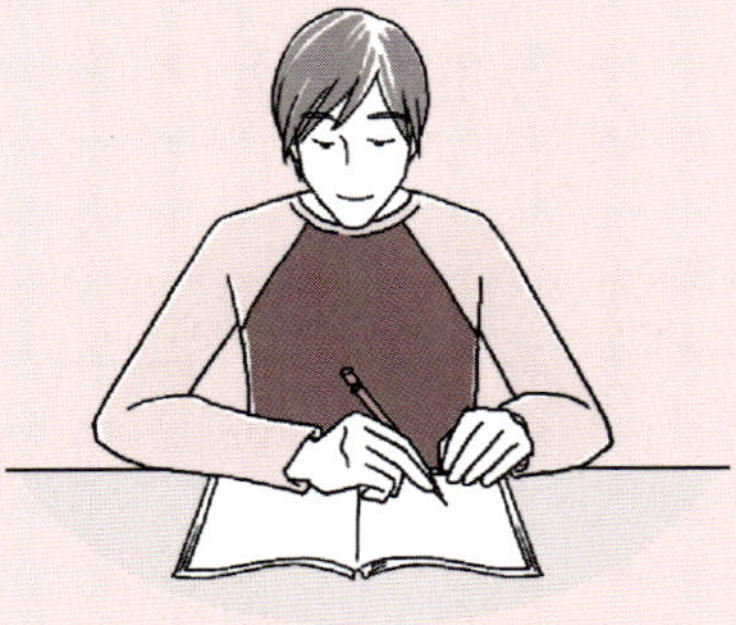

体重をはかる

毎日はかると、体重の増減に一喜一憂して、しだいに強迫的になる場合があります。体重測定は週1回で大丈夫。決まった曜日・時間、同じ服装ではかるようにします。

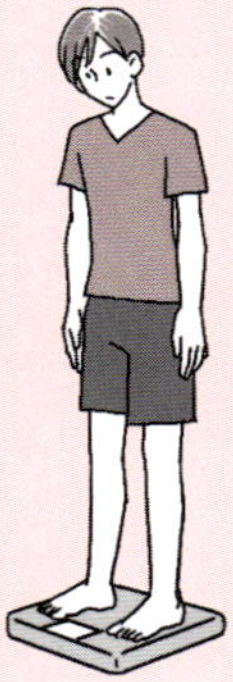

過食を避ける工夫

自分が過食しやすい時間帯がわかったら、食べたい欲求が高まる前に、散歩などの行動を入れましょう。だれかに電話をするのもひとつの方法です。話をしている間に、食欲を忘れることができます。

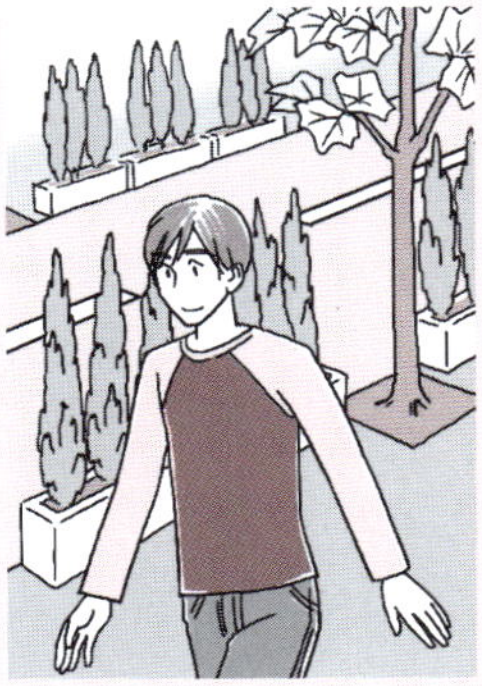

食事の時間を決める

患者さんのなかには、食欲がないのに意識しないうちに食べていて、体重がふえるケースがあります。このような人は、食事時間が決まっていないことが多く、だらだらといつも何かを口にしています。朝昼晩の、食事する時間帯を決め、それ以外の時間はものを食べないようにします。

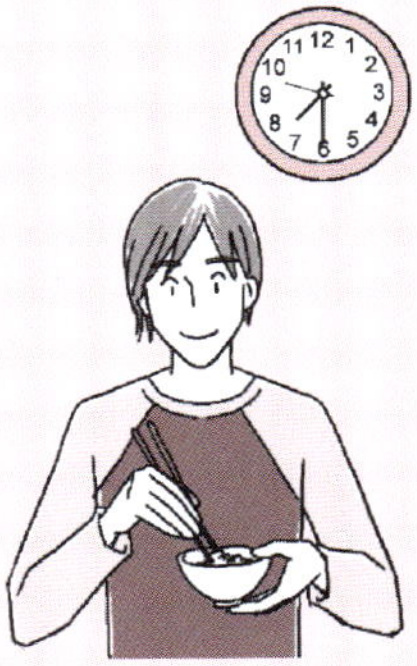

バランスよく食べる

好きなものばかりを食べていると、栄養がかたよってきます。栄養不足の状態では、足りない栄養素を体が求めるため、いくら食べても飢餓感はなくなりません。いろいろな食品から、バランスよく栄養をとるようにします。

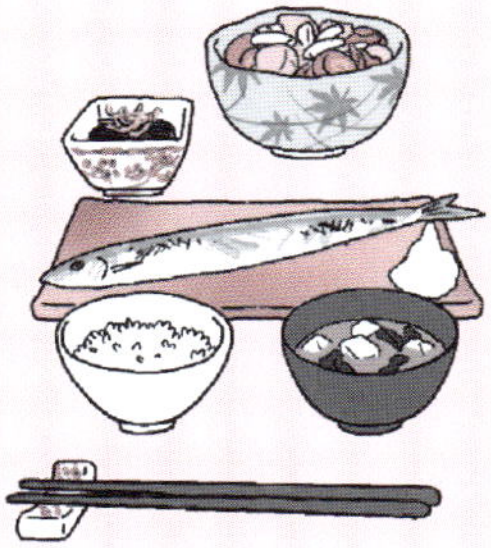

朝食を大切にする

たえず何かを食べている人は、生活のリズムもくずれています。体内時計のリズムは、食事によってととのえられます。特に朝食は、体内時計をリセットする働きがあり、大切です。炭水化物はリセット効果が高い栄養素ですから、起床後1時間以内に、米飯やパンなどを中心にした食事をとるようにします。

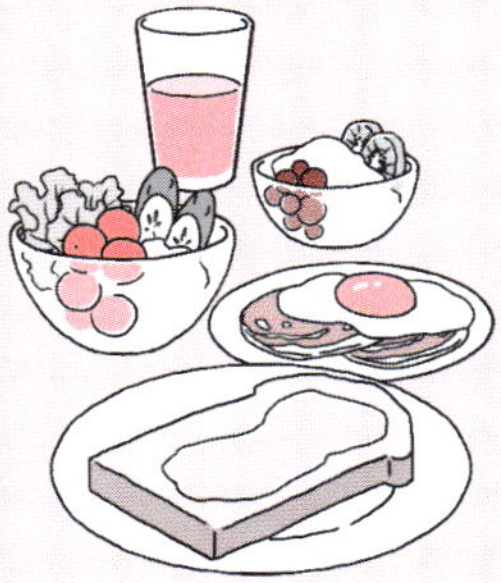

食事は家族といっしょに

ひとりではなく、家族といっしょに楽しく味わう気持ちで食べます。ゆっくり食べるようにすると(30回以上かむ)、太るのも防げます。

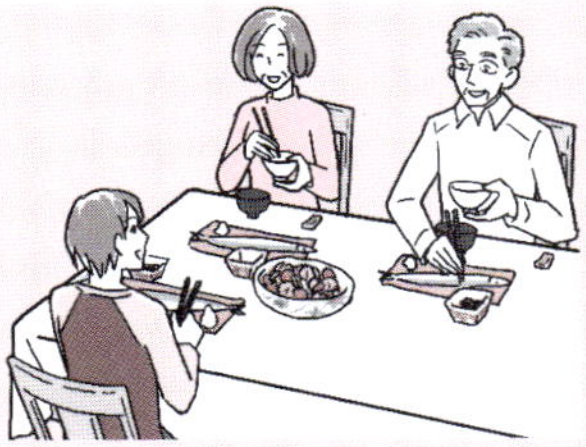

買いだめをしない

特に甘いお菓子などは、買いだめをしないようにします。手元におかなければ、だらだらと無制限に食べつづけることはできなくなります。

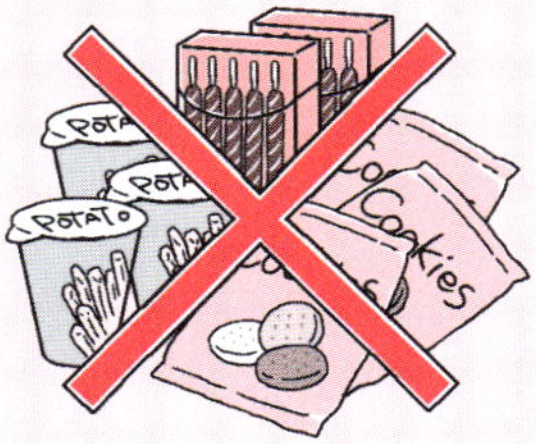

アルコール、タバコ、コーヒーには、病気を悪化させるリスクがあります

不安症の病気にとって、アルコールやタバコは大きなリスク。一時的に不安や恐怖をやわらげるので、患者さんはつい口にし、だんだん依存していきます。やめるのがベストです。

こんなリスクがあります

アルコール

アルコールには一時的ですが、パニック発作そのものを防ぐ効果があります。また、不安や恐怖をやわらげる作用もあります。そのため、パニック障害の人の多くが飲酒に走ります。しかし、アルコールによって不安がおさまるのは、せいぜい2～3時間です。抗不安作用がなくなると、不安感や憂うつ感はかえって出やすくなります。

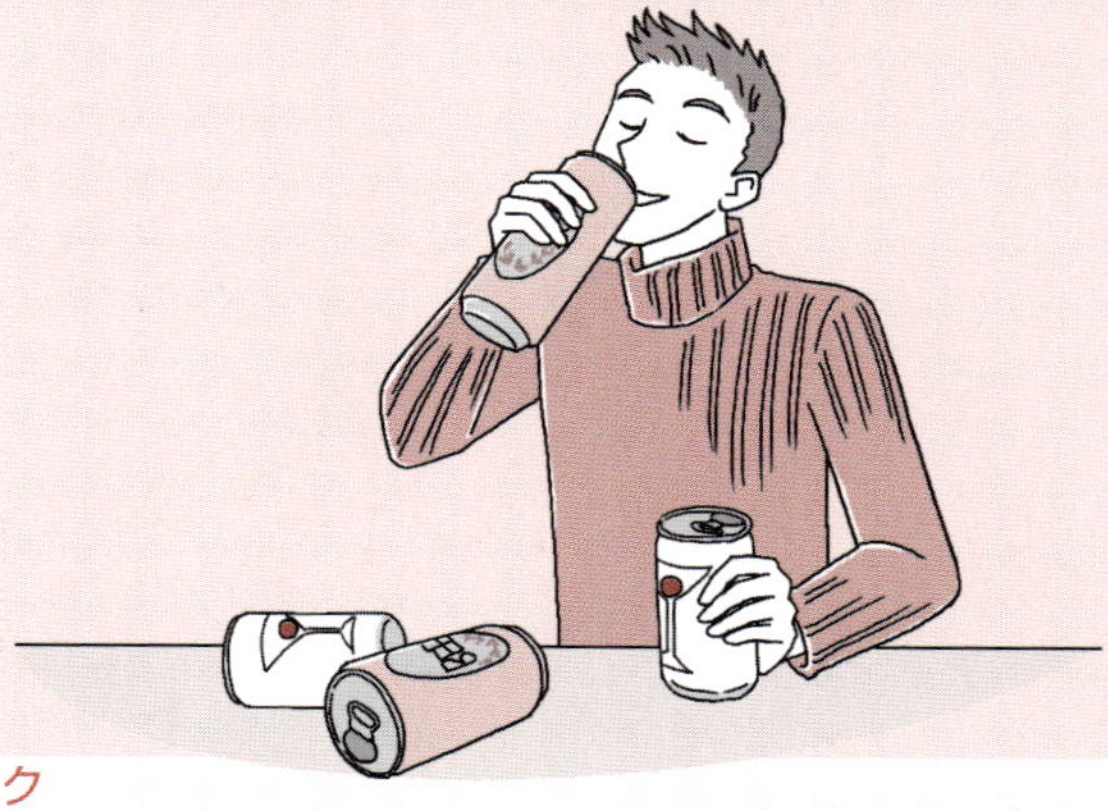

リスク

依存症になる アルコールの抗不安作用は、薬ほど長くもちません。作用をとぎれさせないため、やがて朝から1日じゅう飲みつづけるようなことにもなります。また、耐性ができやすいため、量をふやしていかないと効果がつづきません。こうして、アルコールへの依存は、坂を転げ落ちるように進みます。女性ホルモンにはアルコールの分解を阻害する性質があり、少量飲んだだけでアルコールの血中濃度が高くなります。このような素因があるため、女性は男性の2倍の早さでアルコール依存症（アルコール使用障害）になるといわれます。

薬の効果に影響する アルコールを大量に飲んでいると、抗うつ薬のＳＳＲＩが効きにくくなります。一方、抗不安薬のなかには、アルコールと相乗作用をもつものがあり、強い眠け、ふらつきなどが出て事故を起こす危険があります。

対処

治療中は禁酒する 大量の飲酒は、パニック症をますます悪化させます。薬物療法にもよくない影響があるので、治療中は禁酒します。

医師を受診する 女性はアルコール依存を隠そうとするため、周囲が気づいたときは重症になっているケースが少なくありません。まわりの人は早く兆候に気づき、受診へと導くことが大切です。

不安や恐怖が消えるのは一時 症状は、かえって強まる

　嗜好品は、気分を高めたり不安感を消してくれる場合もありますが、一方では病気を悪化させるリスクにもなります。たとえばアルコールです。

　アルコールには、不安や恐怖をやわらげる作用があるため、不安症やうつ病の人は、しばしば深酒におちいります。

　しかし、作用があるのは数時間で、とぎれたあとはますます不安になるため、飲まずにはいられなくなり、依存するようになります。また、アルコールを飲んでいると薬が効きにくくなります。

　ほかに、タバコやコーヒーにも注意が必要です。病気を治すためには、きちんと養生することが大切ですが、嗜好品に対しては「それで気がまぎれるなら」と、つい見過ごしてしまいます。しかし依存性のあるものは、心の病気にはマイナスです。周囲の人も気を配るようにしてください。

依存性のある嗜好品には

コーヒー

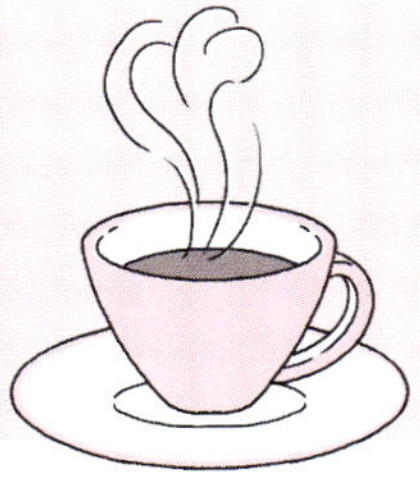

　コーヒーに含まれるカフェインには、気分を高揚させる作用があるため、うつ病やうつ状態の人には、コーヒーを多飲する人がいます。

リスク

不安を誘発する　大量のカフェインには、不安を誘発する作用があります。不安症の人は、コーヒーの飲みすぎには注意します。

症状を悪化させる　パニック症の人がコーヒー５杯分のカフェインを摂取すると、恐怖感、吐きけ、ふるえ、落ち着きがなくなるなどの症状があらわれるといわれます。また、コーヒーで症状が悪化することも少なくありません。

対処

飲むのをやめる　コーヒーを飲んで、ドキドキしたり、不安になったことがある患者さんは、コーヒーを断ったほうがよいでしょう。

ノンカフェインの飲料に変える　どうしても飲みたい場合は、カフェインを含まない「デカフェ」にしましょう。

タバコ

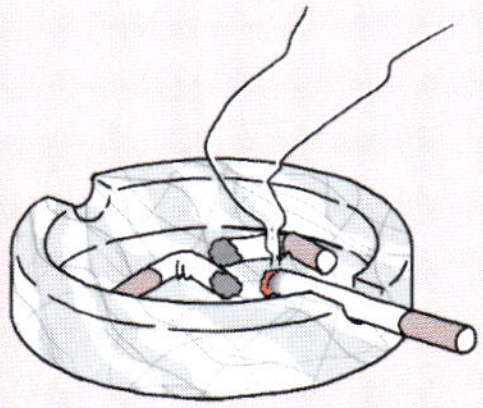

　タバコのニコチンにも抗不安作用がありますが、作用は短く、すぐにリバウンドがきます。不安感はいっそう強くなり、症状が悪化します。

リスク

発症率を高める　ヘビースモーカーは吸わない人にくらべ、パニック症を発症する率が15.6倍も高く、また、広場恐怖症の発症率も6.8倍高くなるという報告があります。

予後に影響する　喫煙者は非喫煙者より、病気の予後が悪いことがわかっています。

対処

ゆっくり禁煙　パニック症の人は禁煙をしたほうがよいのですが、依存性があり、むずかしい面があります。急激な禁煙は、うつ病を誘発したり、悪化させる心配も。医療機関の「禁煙外来」で指導を受けると安心です。禁煙用のニコチンパッチやニコチンガムは薬局でも買えますが、主治医に相談してから利用します。

COLUMN

昔から伝わる方法で、心のバランスをとり戻す

プチＰＴＳＤの人へ 古式カタルシス「護摩たき療法」

護摩《ごま》とは、「焚《た》く」「焼く」を意味するサンスクリットのホーマー（homa）からきた言葉。護摩たきは、煩悩をあらわす護摩木を焼くことで、心の迷いを焼きつくし、天の恩寵にあずかろうとする宗教行為です。

ＰＴＳＤの人は、まずトラウマになった出来事を、できるだけくわしく紙に書き出します。これはつらい作業ですが、曝露療法のような作用をおよぼします。

そのときの状況を、たとえば相手の言葉、着ていたもの、部屋の様子までことこまかに思い出し、紙に書きます。

この紙を庭の隅やベランダなどで焼きます。焼くときは、次の言葉を３回、声に出して唱えながら行います。

★「これで過去とは、おさらば！ すべておしまい！」

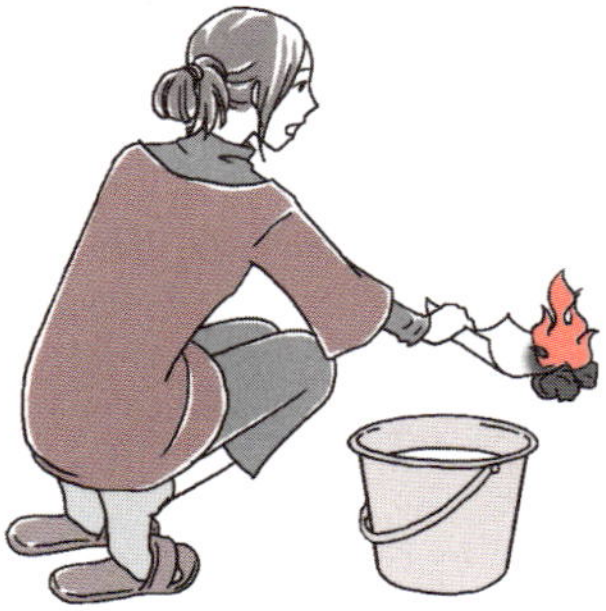

不安症の人へ 「正気づけ療法」

不安障害の人は、いつのまにか周囲が見えなくなり、シャカリキになってしまうことがあります。自分の客観的状況がわからず「頭の中が真っ白」な状態です。

ふだんから自分の名前を呼ぶことで、こうした状況を防ぐ方法があります。

★「○○（自分の名前）、大丈夫」と３回、声に出して言います。これを１日３回、朝昼晩、行います。ほかに、

★「○○、しっかりしてる？」「○○、がんばれ！」などでもよいでしょう。

怒り発作を、自分でなだめる対処法

パニック症や非定型うつ病の症状のひとつに、怒り発作（アンガーアタック）があります。ささいなことがきっかけで、「キレた」状態になるものです。

怒り発作が起こりそうになったら、まず10まで数を数えます。そして、自分の感情をモニタリングします。

「悲しいのか」「バカにされたのか」「情けないのか」「あわれなのか」……答えが出たら、声に出してこう言います。

★「そんなこと言われたら私はつらい！」

第6章

患者さんの療養生活には、家族の協力と支えが不可欠です

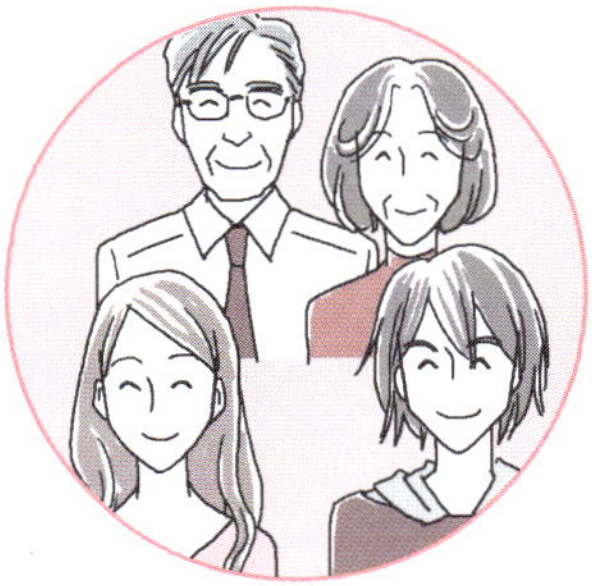

家族や周囲の人の対応は、
病気の経過に影響します。
大切なのは、患者さんが自分で
歩き始めるよう導くこと。
本人には「治ろうとする力」が
あることを信じ、
温かく見守りながら、
必要な場合は手をさし伸べます。

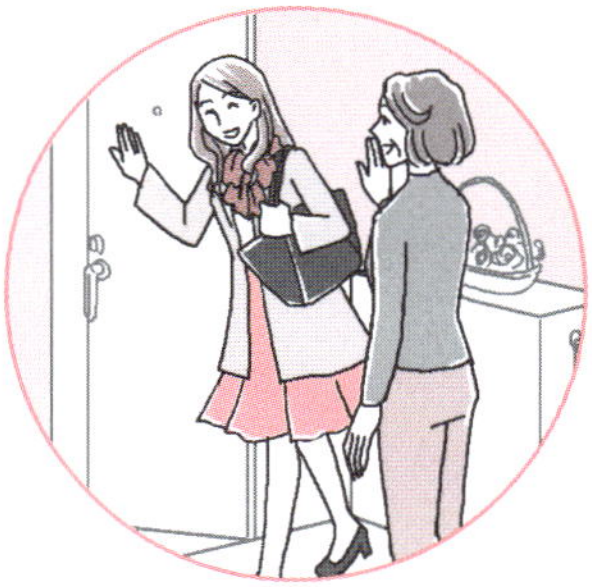

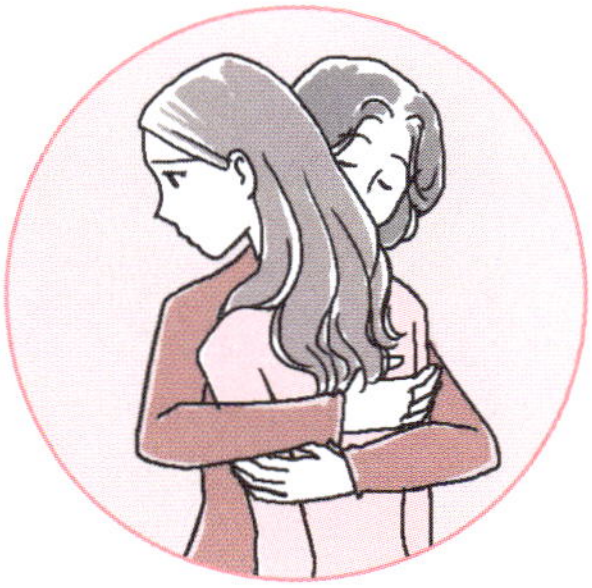

病気についての知識や理解を、患者さんと接するときの基本にします

患者さんにとって身近な存在だからこそ、家族の対応は療養生活のゆくえを左右します。基本は正しい知識と理解。病気に対し誤解や偏見をもたず、患者さんを温かく見守ってください。

家族や周囲の人の対応が病気の経過を左右する

パニック症は、不安や恐怖に関係する脳の機能障害によって起こります。また、PTSDは、衝撃的な体験が心（脳）に外傷をつくり、生理学的な変化を起こす病気です。

家族や周囲の人はまず、こういった「病気」が存在することを、医学的に理解してください。

病気という認識がないと、患者さんの不安や恐怖がわからず、「気のせい」「しっかりしなさい」と

ときに心がけたいこと

望ましい対応

安心感を与える

強い不安や恐怖にかられているとき、患者さんは、信頼できる人がそばにいてくれることで、なんとか心の安定を保つことができます。忙しいからと適当にあしらわず、数分でもよいので、話に耳を傾けます。どんなときでも支える、味方になると伝え、安心感を与えるようにします。

あせらない

パニック症や広場恐怖症のような不安症は、慢性の病気です。いちばん回復を望んでいるのは、患者さん自身です。まわりがあせるほど患者さんは追いつめられ、回復からは遠くなります。家族は、長い目で気長に病気とつきあう気持ちをもつことです。

自然に接する

ふだんの生活では、患者さんに対して神経質にならず、自然な態度で接します。はれものにさわるように過剰に気をつかうと、「自分の病気はそんなに重いのか」と思い、不安を大きくします。

落ち着くまで「待つ」

パニック症のような心の病気になると、患者さんはささいな刺激に過剰な反応をして“キレた”状態になることがあります（「怒り発作」の症状）。このような場合、家族が同じように興奮して言い合うと、症状はますます激しくなります。病気ゆえのことですから、静かに「待つこと」が大切。時間がたてば冷静になりますので、そこで反省をうながします。ただし、多くの場合、本人は自己嫌悪におちいっているので、非難や叱責は避け、「はたからは、こう見える」と、第三者的に客観的なアドバイスをしてみましょう。

ほどよい距離をおく

患者さんの状態が落ち着いているときは、本人の言動にこまごまと口を出したり、干渉せず、ほどよい距離をおき、温かく見守るようにします。

家族が患者さんと接する

避けたい対応

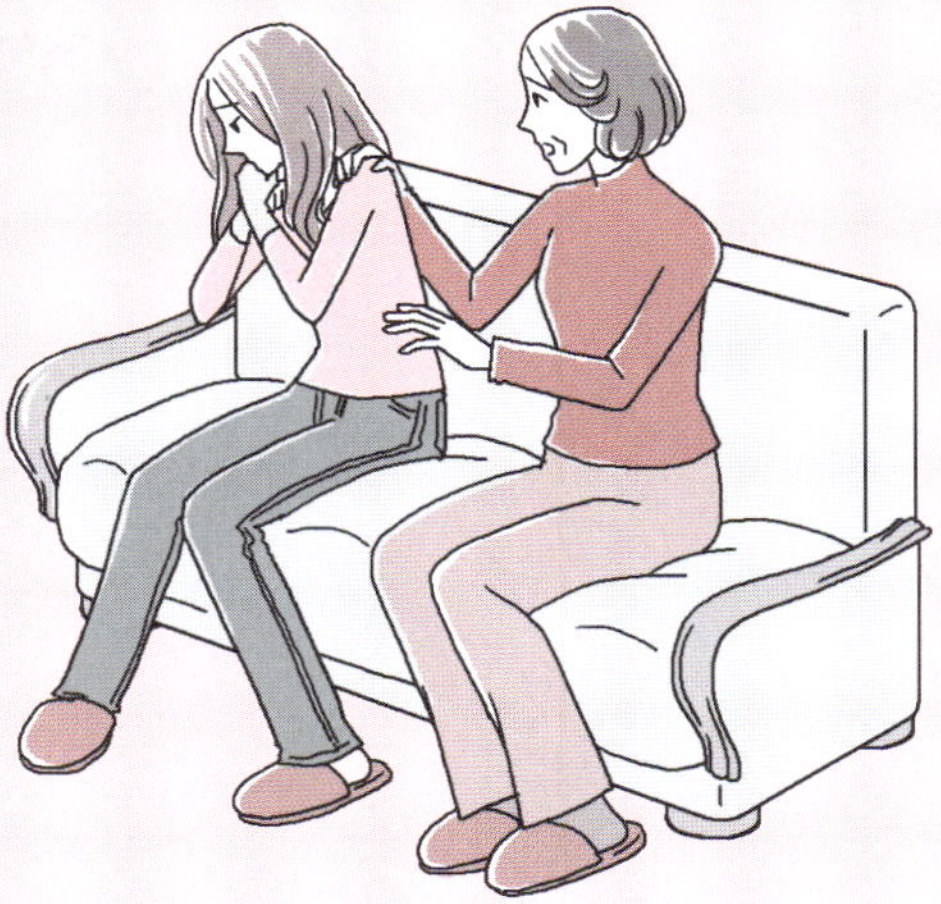

原因探しをする

パニック症は、脳の機能障害による病気で、精神的な悩みや性格などによって起こるわけではありません。このことを理解せず、「なぜ、どうして」と病気の原因探しをすることは、患者さんを追いつめることにもなります。

また、親が（特に母親が）、「自分の育て方が悪かった」などと罪悪感をいだくこともよくありません。患者さんをいっそう苦しめます。

世話をやきすぎる

心配するあまり、毎日ベッタリとつきっきりで世話をやきすぎると、本人の治ろうとする意欲を失わせます。自殺など、目が離せない危険な状態にある場合は目を配る必要がありますが、そうでないときは、自分でできることはやってもらうようにします。

病気について誤解する

パニック症やＰＴＳＤは心の病気ですが、動悸、息切れ、手のふるえ、胸の痛みなど、さまざまな身体症状をともないます。検査をしても体の異常は見つかりませんが、だからといって「仮病」「ヒステリー」などと誤解することは避けなければなりません。また、発作症状も、都合が悪いことから逃げ出すために起こしているわけではありません。この点を誤って認識すると、偏見にもつながります。

患者さんは、病気の苦しみと、家族からも誤解される孤立感との二重の苦痛に悩まされ、病気の悪化を招きます。

不用意な言葉をかける

「早く忘れて先のことを考えよう」「このくらいの事故でそんなに落ち込まないで」「助かったんだからいいじゃない」……事件や事故にあったり、身近な人を亡くし、それがトラウマになっている人には、励ましたり、回復を求めたり、努力をうながす言葉は、かえって負担になります。自分を否定されたようにも感じます。ＰＴＳＤで悩む人に対しては、説得したり、誤りを指摘して説得することより、「話を聞く」ことを優先します。頭ごなしに否定したり、無理に答えを出そうとせず、「よい聞き手になる」ことが大切です。

いった的はずれな言葉をかけてしまうことにもなります。

家族など周囲の人の対応は、病気の経過を左右する重要なポイントです。不適切な対応によって症状が悪化したり、不用意な言葉で心の傷がさらに深くなることもあるのです。

しかし、心の病気をもつ人の内面は、周囲にはなかなかわかりづらく、どう接したらよいか、途方にくれることもあるでしょう。

基本は、病気についての正しい知識と理解です。そして、患者さんの症状にふりまわされず、落ち着いて対処することです。

「これは病気なのだ」「時間はかかるが治療をすれば必ずよくなる」と理解し、本人には治ろうとする力があることを信じて、温かく見守ってください。

世話をやきすぎるのはマイナスですが、必要な場合は手をさし伸べることも大切です。

家族はマネジャー役となり、療養に適した環境をととのえましょう

患者さんの身近にいる家族は、もっとも重要な〝治療の協力者〟です。きちんと服薬しているか、生活リズムを乱していないか、症状が悪化していないかなどに気を配ってあげましょう。

日常生活のなかで、家族が支えたいこと

食事に気をつける

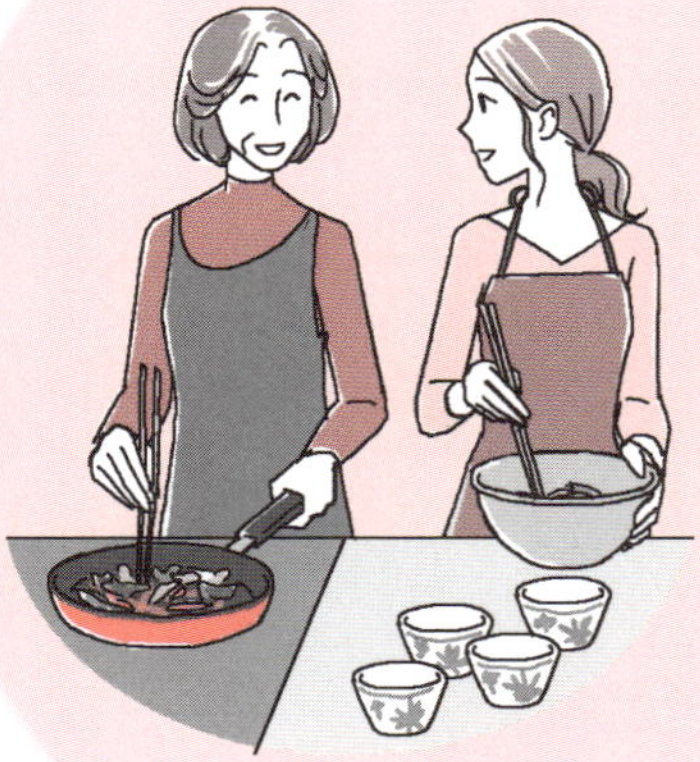

パニック症にうつ病を併発すると、食欲が過剰になり、特に甘いものを食べつづけるような異常な食行動があらわれやすくなります（98ページ参照）。食欲があるのは、通常では健康のあらわれであり、家族もつい見過ごしてしまいますが、これは病気による不安感からくるもので、本人ひとりでは克服がむずかしいものです。家族は､食事のメニューづくりや、運動計画をたてるなどして、食事のリズムをととのえる協力をしてください。

食事は、患者さんといっしょにとるようにすることも大切です。食卓を共にすることで、食事の量や栄養の管理をフォローできます。

起床への協力をする

パニック症の人は、睡眠障害や過眠などのために、睡眠・覚醒のリズムがくずれて昼と夜が逆転したような生活になりがちです。これでは病気も悪化しますので、家族は、規則正しい生活リズムをとり戻せるよう協力します。ただし、朝、何度も起こさなければならないのは大変ですから、本人と話し合い、ルールを決めるとよいでしょう。

何時に何回、どんなふうに声をかけるか、本人の希望を聞き、無理のないものならそのとおりにすることを約束します。「起こし方」を約束しただけですから、起きなくてもしからないことがポイント。不毛な言い争いは避けましょう。約束どおりに起きてきたら、「おはよう」と声をかけ、家族も喜んでいることを伝えます。

治療への協力をする

薬を用法・用量どおりに飲むことと、定期的に通院することは療養生活の基本で、これを守るように導くことは家族の役割です。

通院には、毎回は無理でも、可能な場合は同行してあげてください。患者さんの様子を、医師に伝えることができます。また、いっしょに医師の説明を聞くことで病気への理解が深まりますし、気になることがあれば、医師からアドバイスを受けることもできます。患者さんといっしょに病気を治していくという気持ちが大切です。

身近にいる家族だからこそできること、気づける変化

療養中の患者さんにとって家族は、マネジャーのような存在といえるかもしれません。

日常生活のなかで、家族にしかできない役割があるのです。

治療のために重要なのは、服薬と通院の管理です。どちらも、患者さんが自分自身のこととして、自己管理ができればよいのですが、むずかしいケースもあります。そばにいる家族が気を配り、協力してあげてください。

また、本人にはわかりにくい変化やサインも、家族だったら気づけますから、見のがさず対処するようにします。症状の悪化などは、医師と相談しなければなりません。

プラスの変化があれば積極的に見つけ、本人に伝えられるのも家族ならではのことです。

回復には波があり、なかなかよくならないと患者さんは落ち込みますが、それでも、「前ほどひどくないよ」とタイミングよく伝えてあげることができれば、本人には励みになります。

ひきこもりがちになっていたら、買い物や散歩などに連れ出す、家事の手伝いを頼むなど、患者さんの回復につながるような日常生活を、上手にマネジメントしてあげてください。

生活環境をととのえる

病気療養のために休職（休学）したとしても、家に閉じこもってばかりでは生活のリズムが乱れ、回復は遠くなります。散歩や買い物など、外出の機会をつくったり、掃除や炊事といった家事の分担を頼むなど、患者さんが前向きになれるような生活環境をととのえてあげましょう。

家族関係に配慮する

心の病気にとってストレスは、なかでも人間関係のストレスは、症状を悪化させる大きなリスクになります。患者さんがおだやかに過ごせるよう、母親、もしくは父親が家庭内の調整役を務めましょう。患者さんに兄弟姉妹がいる場合、その人たちに過重な負担がかからないように配慮することも必要です。「○○の病気で、あなたにもつらい思いをさせているね。協力してくれて助かる。ありがとう」と、感謝と愛情を言葉にして伝えましょう。調整の役割がつらくなったら、医師に相談してください。

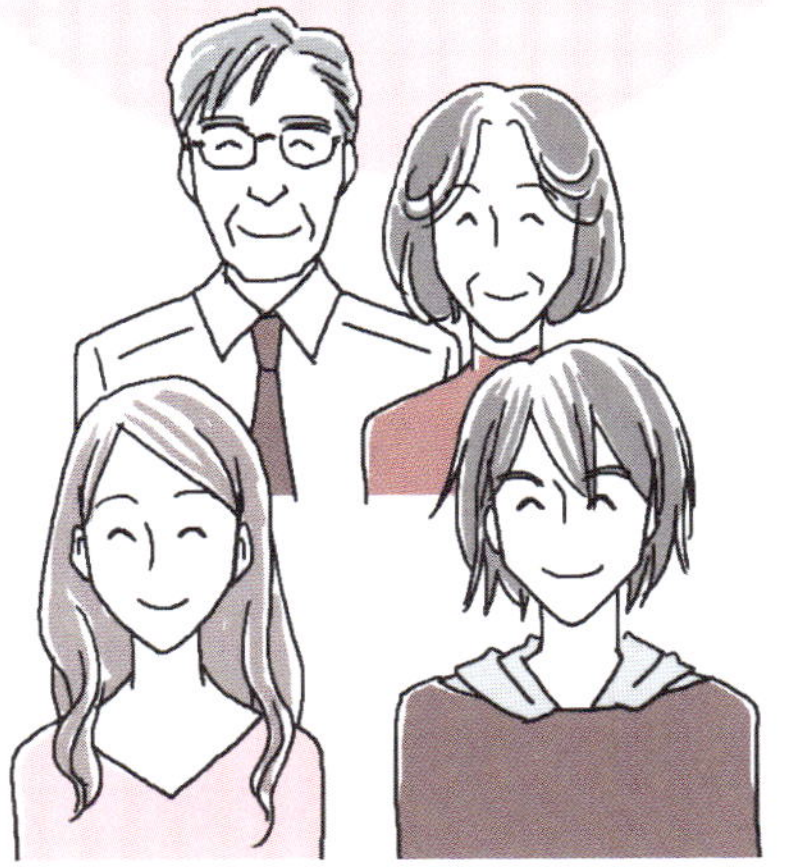

広場恐怖症があり、依存的になっている患者さんは、治療へと導きます

広場恐怖症のために外出できない患者さんには、最初は家族が付き添います。ただし、もっと大切なことは、自分で歩き始めるよう導くこと。保護するだけでは、病気は長期化します。

いつまでも付き添っていては広場恐怖症は治らない

パニック症の人には、パニック発作の恐ろしさから身を守りたいため、保護を求める気持ちが強く出ることがあります。

これが習慣化すると、だんだん依存的になっていきます。

病気になる前は行動力があり、何でも自分でできた人でも、発作が起こるようになると過度に他人に依存するようになるのです。特に、高度な広場恐怖症をもつ人に見られます。

広場恐怖症があり、ひとりでは外出できない患者さんには、家族

家族は、どう励ましたらよい？

治療へのモチベーションをつくる

広場恐怖症は、パニック症の人の80％以上に併発しますが、治療をすれば治すことができます。しかし、行動が制限されていても、家族の助けで特に困らない状況にある患者さんは、なかなか治療にとり組みません。こういう人には、「治りたい」「治らなければならない」というモチベーション（動機づけ）をもつことがもっとも大切です。

ちょうど、食欲を抑えられず食事のコントロールができなかった糖尿病の人が、「このままでは失明する」と聞かされると、まじめに食事制限を始める場合と似ています。しかし広場恐怖症の克服には、糖尿病の失明にあたるような、わかりやすいモチベーションはありません。患者さんそれぞれに、「治りたい」事情は異なるからです。

家族だったら、患者さんの「やりたい」ことは何か、わかるはず。だれかといっしょではなく、ひとりで親友に会いに行きおしゃべりをしたい、といったことでもよいと思います。その望みをかなえるため、治療をしようと説得します。

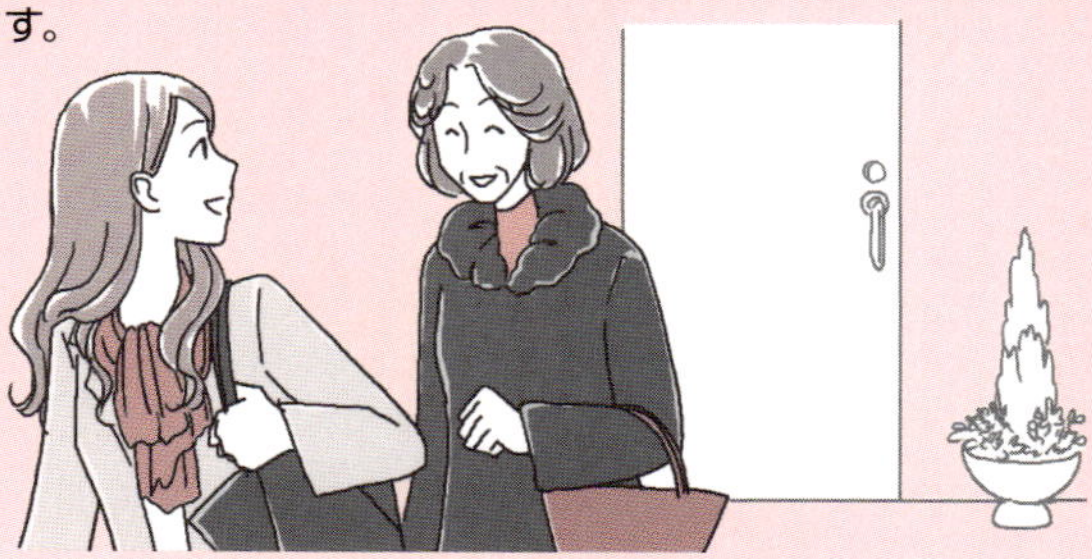

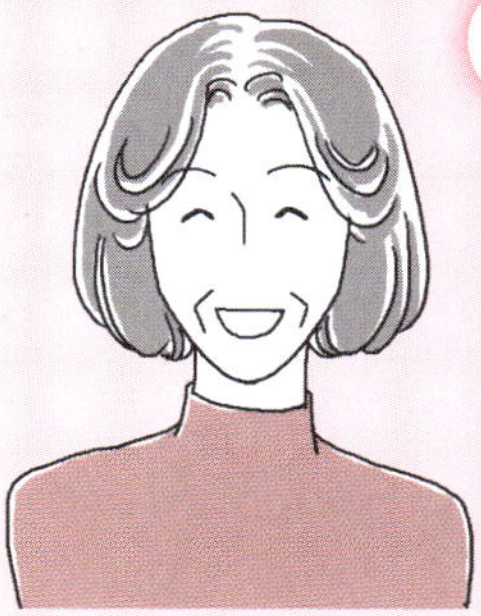

「治ってほしい」と伝えつづける

患者さんは、甘えられる状況にいる限り、なかなか治療には踏み切りません。家族や周囲にいる人は、この点をぜひ理解し、医師と相談しながら治療へと導きます。

いつまでも患者さんを甘やかしていては、自分の足で歩けるようにはなりません。不安や恐怖に共感し、常に理解する姿勢を示しながらも、断固とした態度を示すことが大切なのです。あきらめず、「治ってほしい」「治ってくれなければ家族が困る」というメッセージを、おりにふれ伝えつづけてください。

経験は糧《かて》になっていくと伝える

広場恐怖症の治療（認知行動療法）では、いやだと思っている対象や状況に、わざわざ自分から向かっていくので、不安感や不快感をいかに乗り越えるかがポイントです。そのためには、患者さんにも自分の足で歩き始めるこころがまえが求められます。頼るべきは自分の足だけ。だれかに代わってもらうわけにはいきません。

認知行動療法は、一時的にあと戻りすることがあります。体調をくずしたり、生活のリズムが変わったりして、思うように行動できず、症状が再《さい》燃《ねん》することもあります。だからといって、それまでの行動はゼロにはなりません。経験したことは必ず蓄積され、糧となっていきます。

患者さんが挫折しそうになったら、家族はこのことをぜひ伝えてあげてください。そして患者さんをまるごと背負ってしまわず、自分の足で歩けるようになるまで、見守っていってあげてください。

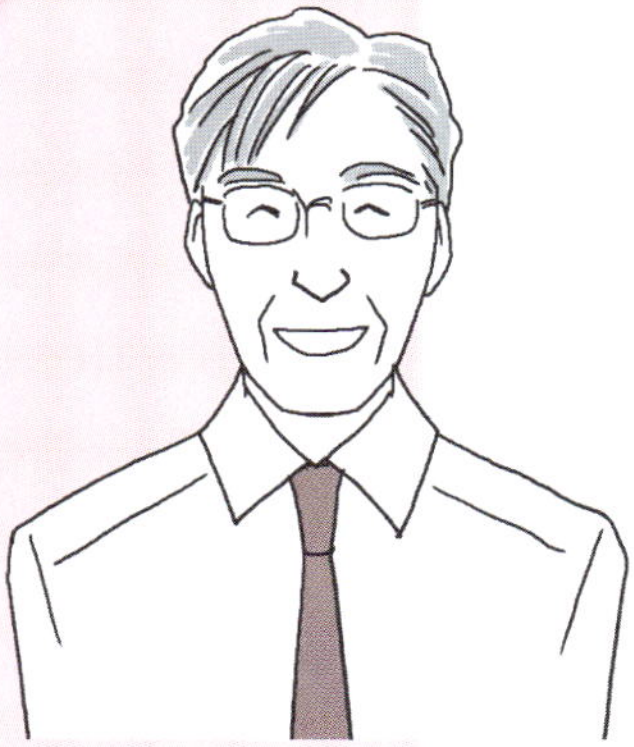

が付き添ってあげる必要があります。家にひきこもっているより、少しずつでも外出することが、恐怖を克服することにつながるからです。

ただし、いつまでも本人に付き添って助けていると、広場恐怖症は改善せず、依存的になっている心も治りません。

助けてあげることは、やさしさのあらわれではなく、実は本人から自立の機会をうばってしまうことにもなるのです。

家族は同伴者として必要な場合は手をさし伸べ、その一方では、様子を見ながら、ひとりで行動できるように導くことも大切です。

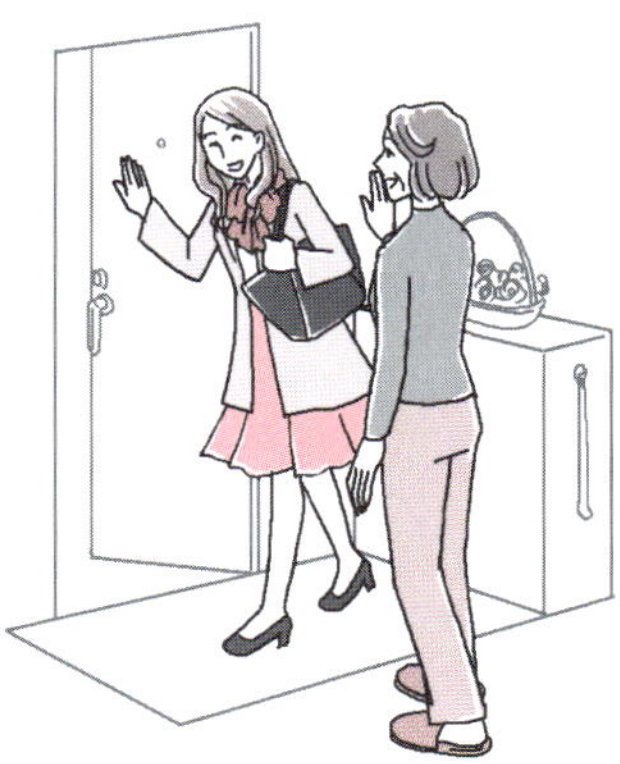

自傷行為は「助けて」のサイン。患者さんは家族の理解を求めています

リストカットをはじめとする自傷行為は、「死ぬほど苦しい」「助けてほしい」というサインです。患者さんは、家族の理解を求めているのです。「狂言だから」と軽く考えず、サインはしっかり受け止めます。

家族はどう理解し対処したらよい？

患者さんの心理 ❶

苦しさからのがれたい

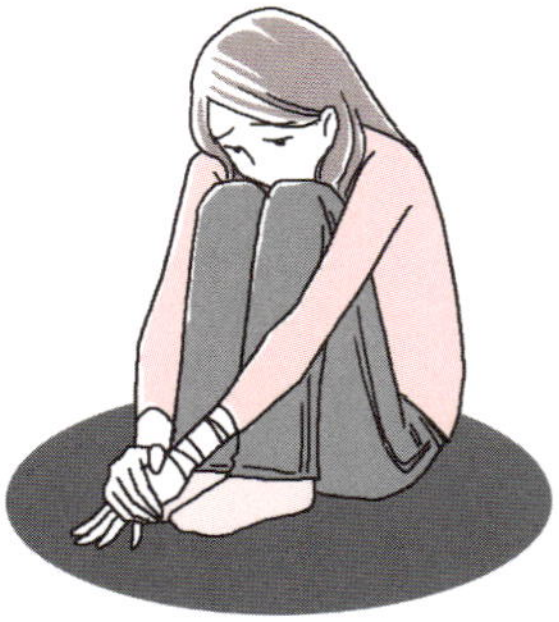

パニック性不安うつ病による自傷行為は、不安·抑うつ発作（激しい情動の変化）に耐えられず、その苦しさからのがれるための行動です。たとえばリストカットは、自責感*や離人症状**から逃げ出したいために、自分に強い痛みの刺激を与え、生きていることを確かめようとする行為です。

リストカットがもっとも起こりやすい時間は、不安・抑うつ発作がよくあらわれる夕暮れから深夜にかけてです。

* 自分の責任ではないのに、責任を感じて自分を責めてしまうこと。

** 自分が自分でないような、現実感を失う感覚。

患者さんの心理 ❷

助けを求めるサイン

患者さんは、ほんとうに死を願っているわけではありません。「死ぬほど苦しんでいる」ことをまわりに伝え、「助けを求める」サインを出すため、自傷行為に走ることが多いのです。

だからといって、周囲の人は、ほんとうに死ぬ気ではないのだから「狂言だ」などと、軽く考えては絶対にいけません。患者さんは理解されないことに孤立感を深め、病気は悪化します。

実際、自傷行為の傷が思った以上に深くなり、深刻な事態になることもあるのです。

自殺を考える割合（生涯自殺企図率）の違い

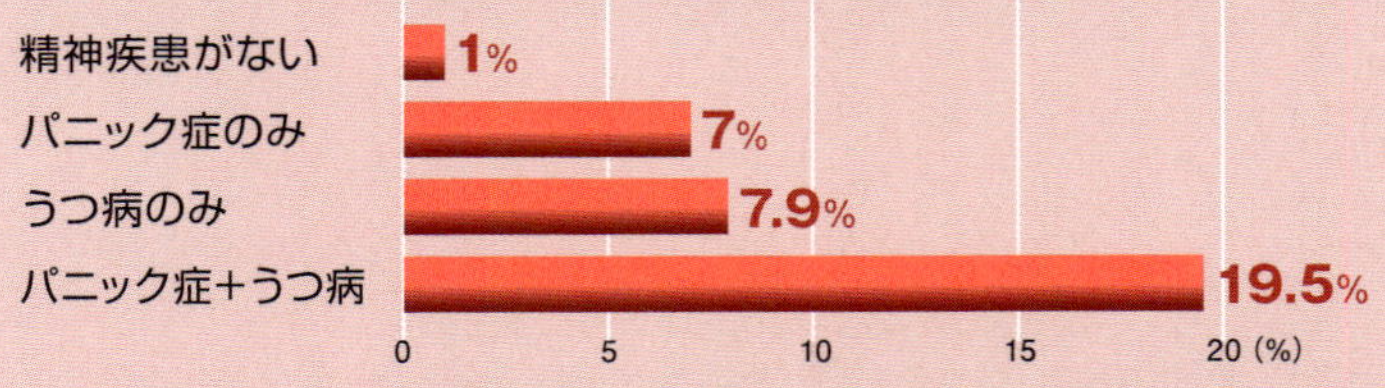

一生の間に自殺をしようと考える割合を「生涯自殺企図《きと》率」といいます。精神疾患をもたない人はわずか1%ですが、精神疾患になると率は上がります。パニック症だけの場合は7%、うつ病だけの場合は7.9%ですが、パニック症とうつ病を併発すると19.5%と、3倍近くにふえます。

自傷行為にいたった苦しい心理を理解する

健康な人にくらべ、うつ病の人の自殺率が高いことはよく知られていますが、パニック症は、ほかの精神疾患より自殺をはかる人は少ないといわれます。

しかしパニック症にうつ病を併発すると（パニック性不安うつ病）、自殺企図の危険率（企図率）はぐんと高くなります（右ページのグラフ参照）。

自殺と自殺企図（自傷《じしょう》行為）とは違います。パニック症の場合は、実際に自殺をはかるというより、一時的に「自殺願望」が高くなり、自傷行為をしてしまうのです。

自傷行為とは、自分で自分を傷つける行為で、リストカット（手首を切ること）の名は耳にすることも多いでしょう。ほかに、頭を壁に打ちつけたり、皮膚に爪を立ててかきむしったり、腕を歯でかむような行為もあります。

家族など周囲にいる人にとって、こういった行為はショックでもあり、心配なことでもあります。

家族は、けっして、「本気ではないのだから」と片づけてはなりません。行為にいたった患者さんの心理を理解し、対処することが大切です。

家族の対処 1
「わかろう」とする思いをもつ

リストカットをした人に対しては、「どうして、そんなことをしたの！」としかるのではなく、「それほどつらかったのね」と、いたわる言い方をします。

心の病気の苦しさは、本人にしかわからないところがありますが、「理解しようとする」ことはできます。家族の「わかろうとする」思いは、患者さんにも必ず伝わり、それが自傷行為への抑止力にもなります。

家族の対処 2
適切な治療をうながす

パニック性不安うつ病の人には、週に3～4回、不安・抑うつ発作が起こるというデータがあります。自傷行為は、くり返されるこの発作からのがれるための行動です。そこでまず、不安・抑うつ発作を薬や認知行動療法で抑えることが大切です。また、自責感は、十分な認知療法を行って改善させます。

家族の対処 3
衝動的な行為に注意する

助けを求めるサインとしての自傷行為ではなく、怒り発作が激しくなったり、攻撃性をもったときに、衝動的に自殺してしまう場合がありますので注意が必要です。

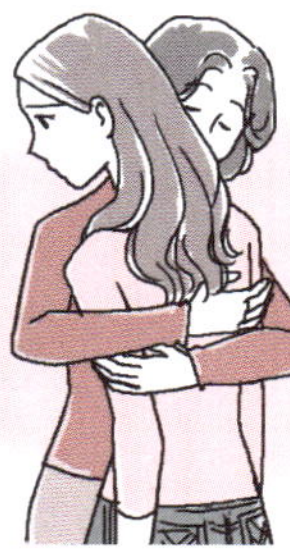

よいケアをするため、家族は自分の時間も大切にしましょう

長い療養生活を支えるために、家族は、自分の時間やエネルギーを患者さんのために使い果たさないことです。リラックスしたり、楽しむ時間を確保することは、よいケアにつながります。

家族が疲れていてはゆとりあるケアはできない

心の病気は、回復までに年単位の時間がかかる慢性病です。

病気になっていちばんつらいのは、もちろん患者さん自身ですが、支える家族の負担もけっして小さくありません。

療養生活が長くなるほど疲労が重なり、ゆとりがもてなくなることもあります。

また、まじめな人ほどひとりでさまざまな役割をかかえ、せっぱつまって、肝心な患者さんへのケアに熱意がもてなくなったり、落ち込んだり、腹を立てたりして、

家族の生活にゆとりをつくるポイント

- ストレスをゼロにはできなくても、自分で対処できる範囲にとどめる
- 自分の体と心を大切にする
- 患者さんから離れ、自分だけで過ごす時間を定期的にもつ
- 自分の友人関係をとぎらせず、交流をつづける
- ときには趣味など楽しめることをする
- 地域の相談窓口や、支援サービスを積極的に活用する

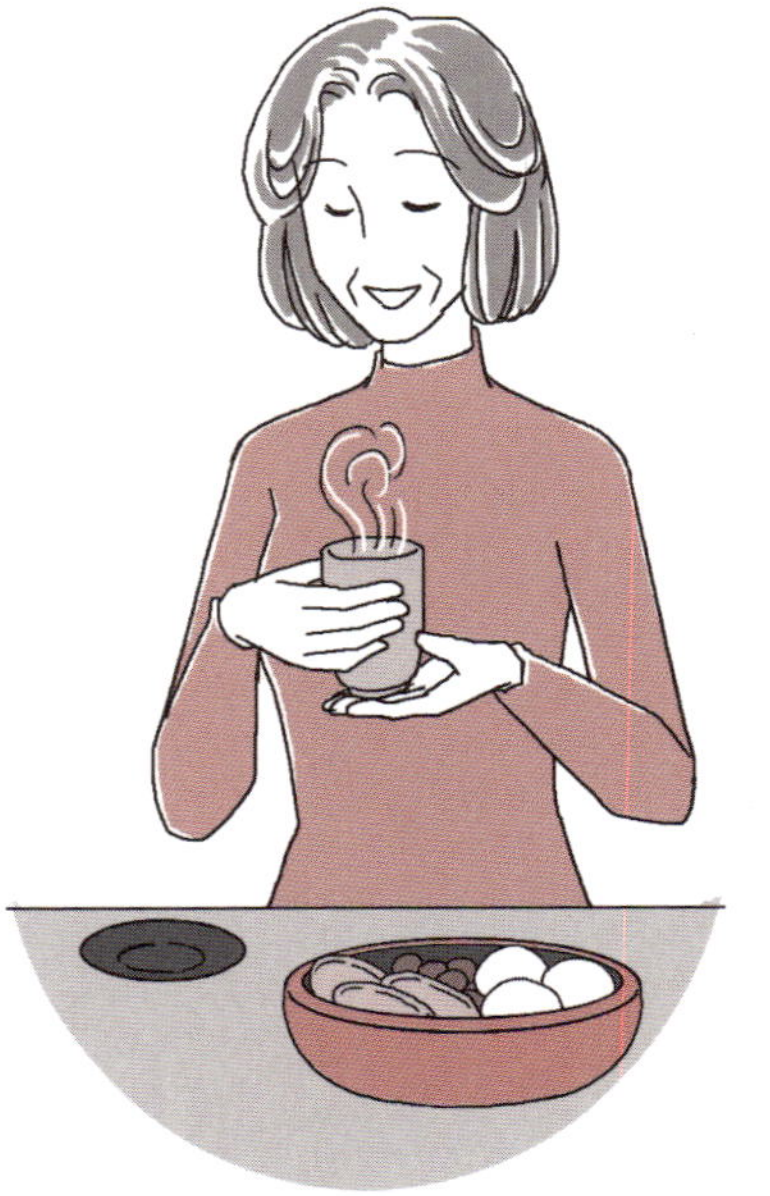

相談ができる窓口

●精神保健福祉センター

各都道府県にある。地域の精神医療情報の提供、医療機関の紹介などを行う。精神科医、精神保健福祉士、臨床心理士、ソーシャルワーカーなどの専門家が相談に対応。「心の健康相談電話」（地域によって別名称）が開設されている。

http://www.acplan.jp/mhwc/center.html

●保健所

各地の保健所では、心の病気に関するとり組みを行っている。電話相談を受けつけているところもある。下記のホームページから、各保健所のホームページにアクセスできる。

http://www.phcd.jp/ HClist/HClist/HClist-top.html

●一般社団法人 日本臨床心理士会

臨床心理士の全国組織。ホームページでは各都道府県の臨床心理士の一覧、カウンセリング施設検索「臨床心理士に出会うには」などを掲載。無料電話相談も行っている。詳細は、下記のホームページ参照。

http://www.jsccp.jp/

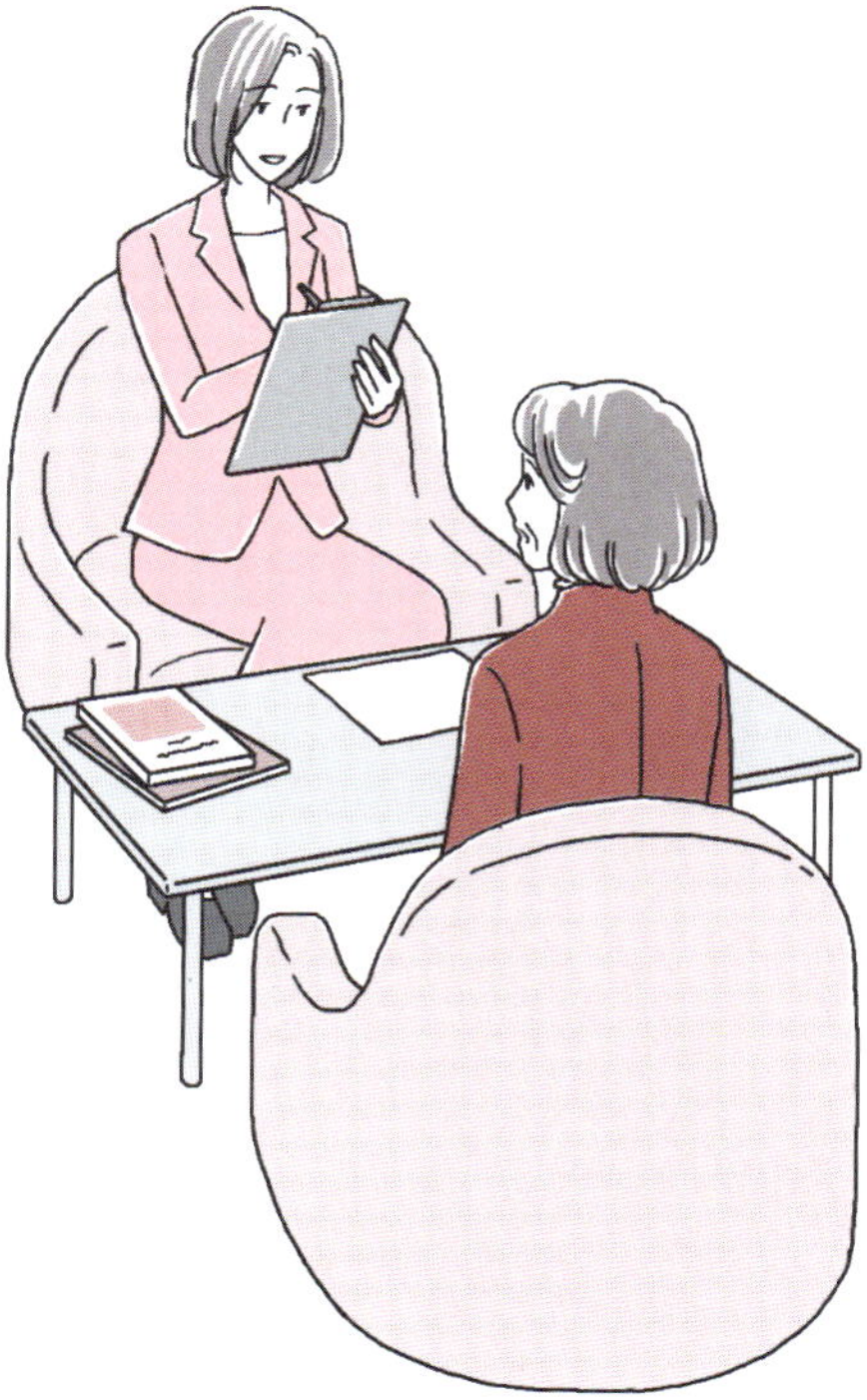

心のバランスを欠いていくこともあります。

そうならないようにするには、家族は、自分の時間やエネルギーを、すべて患者さんのために使い果たしてしまわないことです。

自分の心を元気に保つために、リラックスしたり楽しんだりする「自分のための時間」をもってください。

家族が、自分自身の生活を充実させることは、ケアの充実にもつながる大切なことなのです。

あれもこれもと、ひとりでかかえ込まず、サポートサービスなどを活用するのもよいでしょう。

各都道府県の精神保健福祉センターには地域のメンタルケアの情報が集積されていて、専門家が相談に乗ってくれます。また、近くの保健所でもアドバイスが受けられます（上の欄参照）。電話相談ができるところもあります。

COLUMN

支える人にも心のケアが必要になる「二次受傷」

トラウマ体験を共有し　ＰＴＳＤ症状が出る

ＰＴＳＤの患者さんにとって、自分のトラウマ体験をだれかに話し、聞いてもらうことは、治療的な面からもたいへん重要なことです。

特に、回避・マヒ症状のある人は、体験そのものを思い出そうとせず、心に秘めてしまいます。それを外に向かって明らかにすることで、回復への一歩を踏み出すことができるからです。

しかし、こういった場合、聞き役となるサポート側にも注意が必要です。

患者さんのつらそうな姿を目の当たりにしたり、悲惨な体験談を聞いているうち、聞き役自身がショックを受け、心の傷を負ってしまうことがあるのです。

友人のＰＴＳＤ患者の話を聞いているうち、涙が止まらなくなり、原因となった事件のひどさが頭から離れなくなったケースもあります。

このように、トラウマ体験を共有することで、二次的にトラウマ被害にあってＰＴＳＤ症状があらわれる状態を「二次受傷」といいます。

患者さんの話を親身になって聞いてあげることは大切ですが、自分の心の健康にも配慮しながら、サポートをつづけてください。

【二次受傷を避ける工夫】

●ひとりでかかえ込まない

患者さんのサポートは、自分だけでなく、ほかの人の力も借りるようにします。

●ストレス耐性を知る

自分自身がストレスをかかえていたり、過去にトラウマ体験があった場合、話を聞くことが引きがねになって、症状が出ることがあります。患者さんのトラウマ体験を、冷静に受け止める耐性が自分にあるか、把握しておくことが大切です。

●自分もケアを受ける

トラウマ症状を自覚したら、医師を受診してください。面接や検査によって確認し、場合によっては治療を受ける必要があります。

●惨事ストレスに注意

被災地や事件・事故現場にかけつけ、身の危険を感じたり、凄惨な状況を目にする機会の多い職業（消防士や自衛官など）に特有の症状に「惨事《さんじ》ストレス」があります。

救助活動を行う人は、職業上、ストレスを周囲にもらしにくいため、ＰＴＳＤに結びつくことがあります。

職業ではなくても、被災地でボランティア活動を行う場合にも、惨事ストレスには注意が必要です。

第7章

回復までの体験集
――自分の生活をとり戻すまで

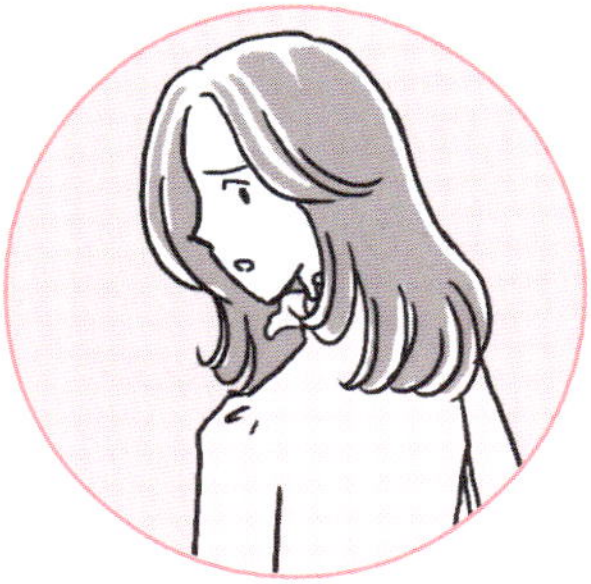

心の病気は
人それぞれのプロセスをたどりますが、
回復した人の話には、
いま病気で悩んでいるあなたにも
役立つヒントがあるでしょう。
４人のケースを紹介します。

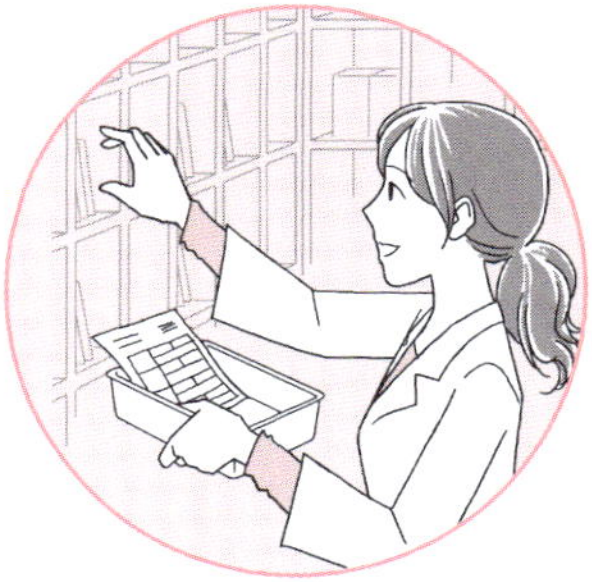

ここでとり上げた４つのケースは、
いくつかのモデルを組み合わせたもので、
特定の人物のものではありません。
名前もすべて仮名です。

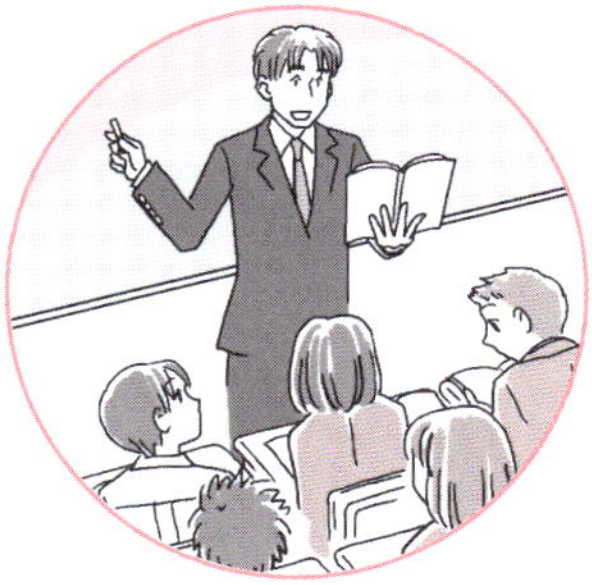

【回復体験❶】

うつ状態をまねいた考え方のクセに思いあたり、症状から抜け出せた女性

発作はおさまったものの、睡眠障害や無気力などに悩まされるようになった女性。うつ病を併発していて、理由が自分の考え方にあることがわかったとき、うつ状態から抜け出せました。

医師からすすめられ仕事を休んだが症状は悪化

最初の発作は、友人と映画を観ていたときでした。佐代子さん（薬剤師・31歳）は、心臓をぎゅっとつかまれ、呼吸もできないような恐怖におそわれました。

「これはパニック発作かもしれない」。薬剤師だった佐代子さんは、仕事柄、病気の知識が少しあったため、すぐ映画館を出て近くの店で少し休み、落ち着いたところで家に戻りました。

数日後、近所の心療内科を受診。パニック症と診断され、抗不安薬のコンスタンと抗うつ薬のトフラニールが処方されました。

薬を飲み始めて半年ほどすると、発作は抑えられるようになりました。

ところが、職場が繁忙期になるにつれて眠れなくなり、脱力感、無気力、異常な食欲、買い物欲などがあらわれてきました。仕事をしている間は症状は消えたため、なんとかこなしていました。

そのうち、パニック発作がまたあらわれるようになりました。無理をして仕事に出かけると、帰ってから発作を起こし、眠れないため疲れはてて、翌日は仕事を休まざるをえませんでした。

医師に相談しても、「休みなさい」「会社は辞めたほうがよい」と言うばかりでした。

やむなく1カ月の療養休暇をとりましたが、無気力や異常な食欲、睡眠障害はますます悪化。休暇が終わるころには、仕事に復帰できない状態になりました。

このままでは回復は望めない。そう考えた佐代子さんは、新しい医師を探しました。彼女が求めていたのは、仕事を休みなさいとい

う助言ではなく、仕事への復帰だったからです。

気分反応性のうつ病には、前向きな気持ちが大切

新しい医師は、佐代子さんがパニック症にうつ病を併発している状態であると判断しました。

このようなうつ病には「気分反応性」の特徴があり、まわりで起こる出来事に気分が左右されます。そのため、好ましいことがあるとうつ気分が消える一方、いやなことがあると激しく落ち込みます。仕事への意欲が高い人が仕事を辞めたりすると、それは不本意なことなので、病気はますます悪化するのです。

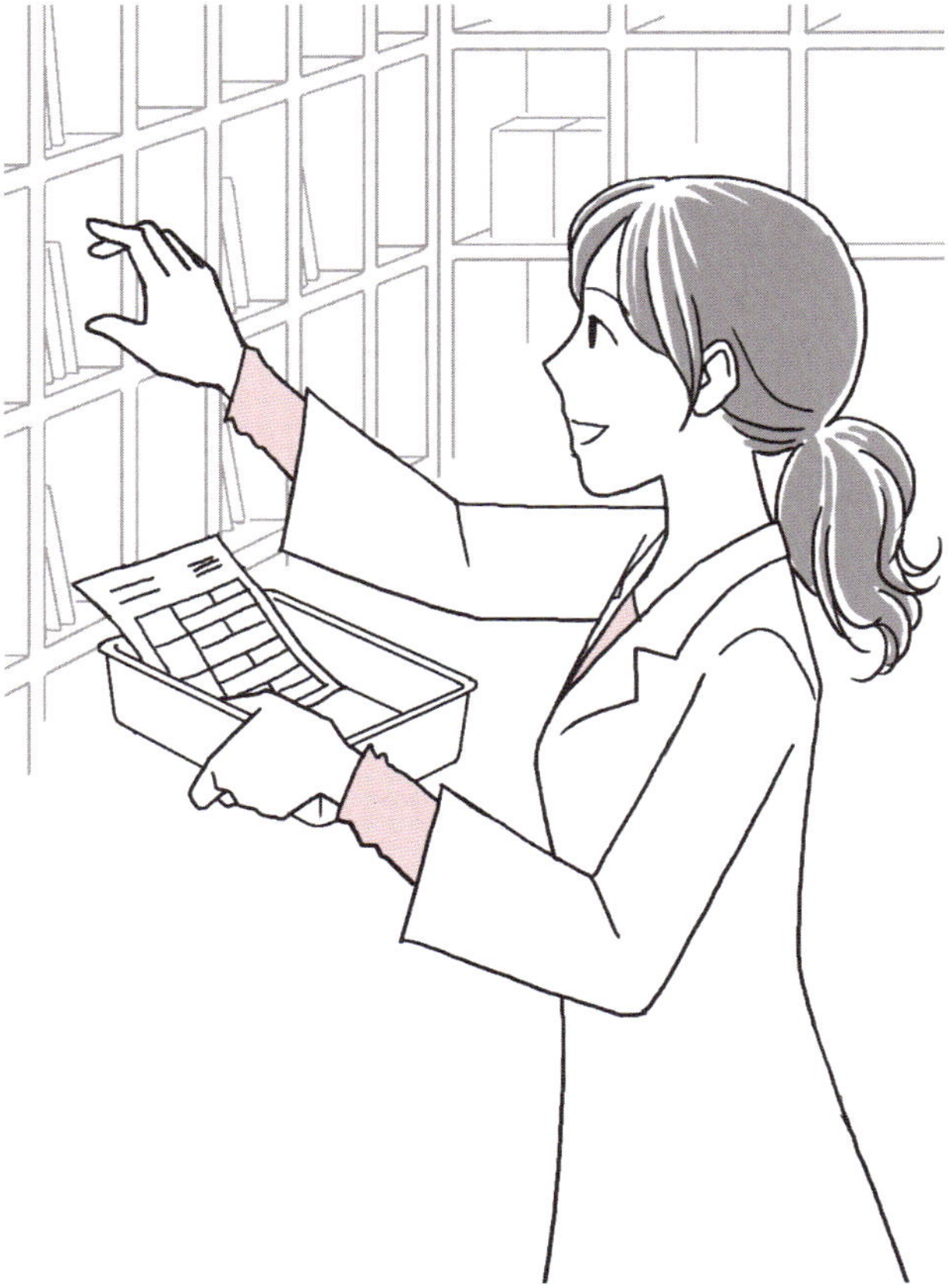

医師からの提案は、「症状は薬でコントロールして、早めに仕事に復帰する」ことと、「うつ状態をまねいた自分の考え方のクセを見直してみる」ことでした。

仕事への復帰は、佐代子さんが望んでいることでもありました。また、自分が悩んでいたのが、うつ病の症状だったことを知り、安心もしたのでした。

佐代子さんは、自分がうつ状態になった背景には、「怒り」と「ストレス」があると思いあたりました。自分で考え、理由がわかると、うつ状態からスーッと抜け出ることができました。

怒ったりイライラしたりしないように、自分で自分をコントロールするうち、睡眠障害や異常な食欲、買い物への欲求も減っていきました。

薬は、それまでのものに1種類(気分安定薬のデパケン)がふえただけでしたが、症状は1週間くらいで軽くなり、仕事に戻ることができたのです。

【回復体験❷】

薬を使いながら行動療法を行い、広場恐怖症を克服した主婦

末の息子が誕生してまもなくパニック症を発症。広場恐怖症に悩んでいた主婦は、薬を効果的に使いながら行動療法にチャレンジ。いまでは、バスに乗って友人の家に出かけられるようになりました。

長年の広場恐怖症のため PTAの集まりにも出られない

3人の息子の子育て真っ最中の聡子さん（37歳・主婦）が、パニック症を発症したのは6年前。まだ三男を授乳していたときでした。

発作をくり返すたび広場恐怖症が強まり、聡子さんは外出ができなくなりました。ひとりでは何をするにも不安で、行動範囲が狭くなり、母の助けを借りるために実家の近くに引っ越しました。

その後、広場恐怖症は少しずつ改善し、近くなら歩いて買い物に行けるようになりました。ただし、ひとりでは乗り物に乗ることができません。

さらに大きな悩みは、PTAの集まりに出られないこと。よそのお父さんやお母さんの前で発作を起こし、恥ずかしい思いをするのではないかと考えるだけで、こわくなるのです。

いくつかの病院でカウンセリングを受けたり、薬を処方してもらいましたが、この恐怖に打ち勝つことはできませんでした。

そんな聡子さんを心配し、知人がパニック症専門のクリニックを紹介してくれました。

行動療法を成功させたポイントは薬にあった

専門クリニックで診察を受けた聡子さんは、医師から「広場恐怖症を治すために」と抗うつ薬のSSRIを処方されました。

抗うつ薬にはパニック発作を抑える作用があるということでした。実際、服用するうち、聡子さんの発作や体の不調は完全に消えました。

授業参観と個人面談の日が近づ

いてきました。医師は聡子さんの様子を見て、出席を強くすすめました。

SSRIの服用をつづけることで、外出や乗り物への恐怖に打ち勝ち、聡子さんの気持ちが前向きになっていることがわかったからです。

「大丈夫です、できますよ」。医師は聡子さんを勇気づけました。

学校へ出かける朝、聡子さんは即効性の抗不安薬（頓服《とんぷく》用）を飲み、「大丈夫だから、発作は絶対に起こらないから」と心の中で10回おまじないを唱えました。

授業参観が終わり、いよいよ個人面談です。少し胸がドキドキしたので、またおまじないを唱えました。先生の前に座ると、思いのほか自分が落ち着いているのを感じました。

聡子さんは、無事に母親の役割を果たせました。それは、パニック症が発症してから、初めてともいえる大きな喜びでした。

この日以来、聡子さんは少しずつ行動範囲を広げていき、やがてバスに乗って友人の家に遊びに行けるまでになりました。

いまでも出かけるときは頓服薬を持参しますが、気持ちを落ち着ける〝お守り〟代わり。実際に使うことはなくなりました。

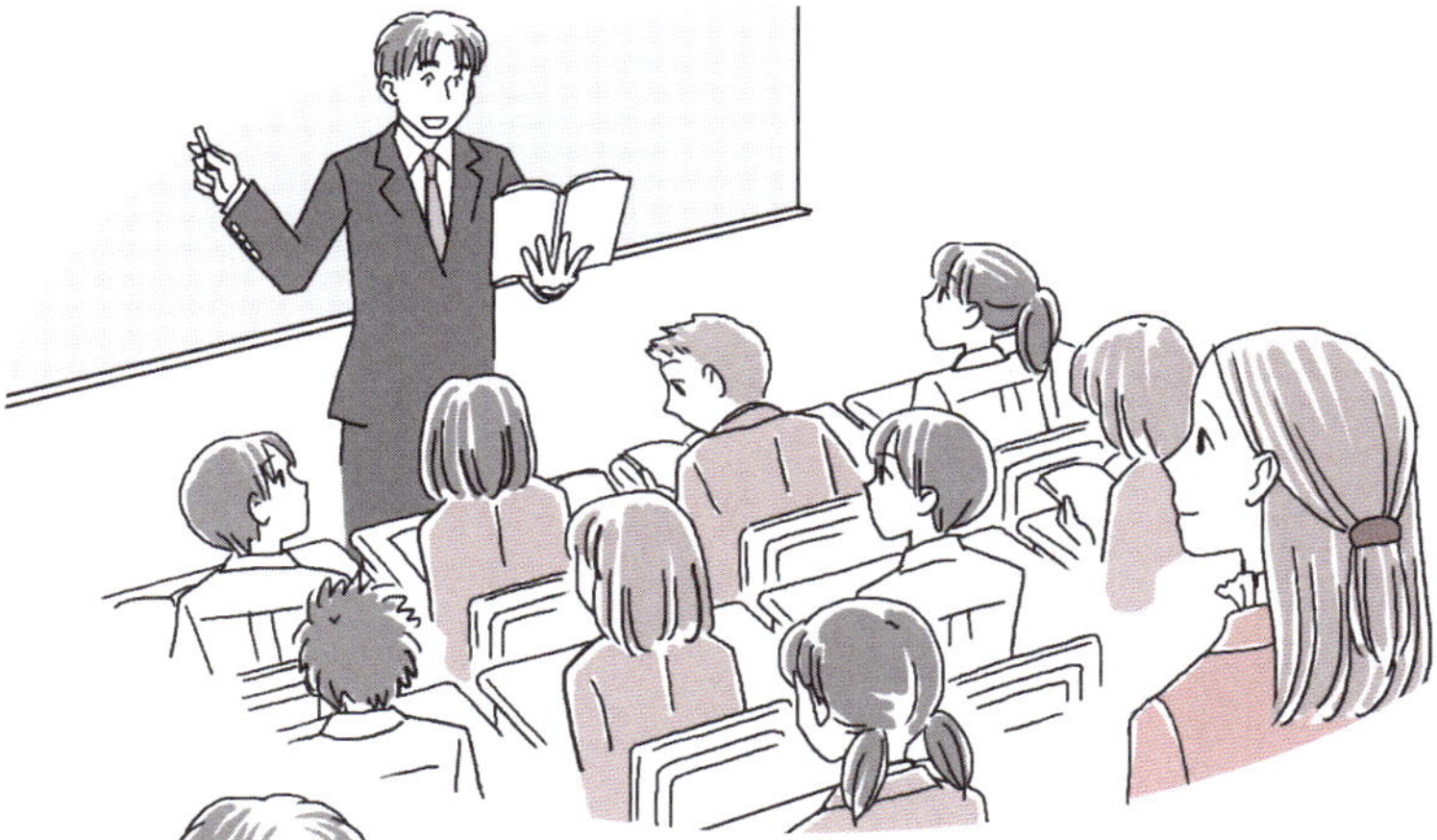

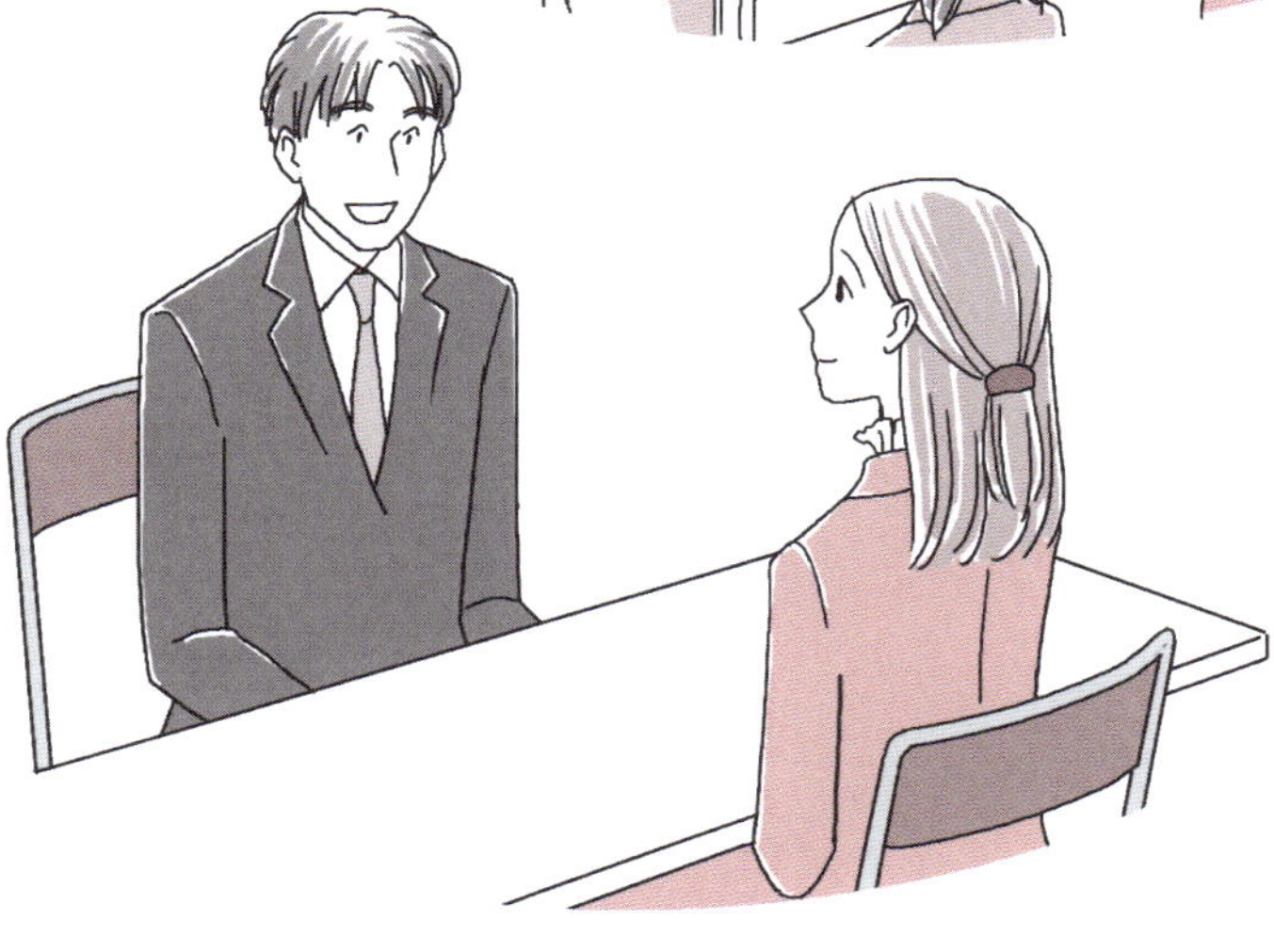

【回復体験❸】

効果の出る薬が見つかり、中学時代からの病気が回復した男性

中学時代の不安発作に始まり、パニック発作、離人症状、抑うつ状態……
不安定な心に、自分で自分をもてあましてきた男性は、自分に合う薬が見つかり寛解《かんかい》することができました。

医師を受診しないまま不安定な心に悩む

和彦さん（25歳・販売店勤務）は、長い間、自分でももてあますほど不安定な心の症状に悩まされてきました。

初めは中学1年のころ。ときどき理由もなく不快な気分におそわれるようになり、そのたびに、いたたまれないほどの不安感にさいなまれました。

そのため、あらゆることに関心を失った和彦さんは、中学校も休みがちでしたが、なんとか卒業。

高校進学はあきらめ、アルバイトをしたあと、父が経営する販売店を手伝うようになりました。

しかし、18歳のときに、こんどはパニック発作が起こりました。3年ほどすると、激しい発作はほぼ消えましたが、しだいに離人《りじん》症状があらわれるようになりました。現実感や時間の感覚がなくなり、集中力がにぶって何も考えられなくなりました。

離人症状が長びくと、そのまま気分が沈み込み、抑うつ状態になりました。何をする気にもなれず、ひたすら不快な気分が去っていくのを待つばかりでした。

この段階でようやく、和彦さんはパニック症の専門医を受診。治療が始まりました。

試行錯誤しながら効果の出る処方を見つける

和彦さんには、ドグマチール（抗うつ薬）、メイラックス（長期作用性ベンゾジアゼピン系抗不安薬）、トフラニール（三環系抗うつ薬）が処方され、量を少しずつふやしていきました。

服用から1カ月後、抑うつ状態は多少楽になったものの、まだつ

づいていました。離人症状も、日に何度かくり返し起こりました。

2カ月半を過ぎると、抑うつ状態になるのは2週間に1回程度に減りました。4カ月後には、非現実感はあるものの、抑うつ状態は少なくなり、6カ月後には完全になくなりました。

しかし、その翌月にはまた、離人症状や抑うつ状態がぶり返し、めまいまであらわれました。

治療開始から1年5カ月が経過したところで、デプロメール（SSRI）が追加で処方されました。結局、これが効きました。和彦さんは、ようやく寛解したのです。

心の病気の治療では、薬の種類や量の調節がもっとも重要なポイントです。しかし、どのような薬を、どれほどの量処方するかについては、決まったマニュアルはありません。医師が、自分の経験に照らし合わせ、患者さんの状態を見ながら試行錯誤しながら見つけていくしかありません。

和彦さんの場合、発症は中学時代にさかのぼり、長く複雑な経過をたどっています。医師にとっても、非常にむずかしいケースでしたが、あきらめずに治療をつづけたことが、幸いしました。

和彦さんは、いまようやく長いトンネルから脱し、元気に販売店の仕事にとり組んでいます。

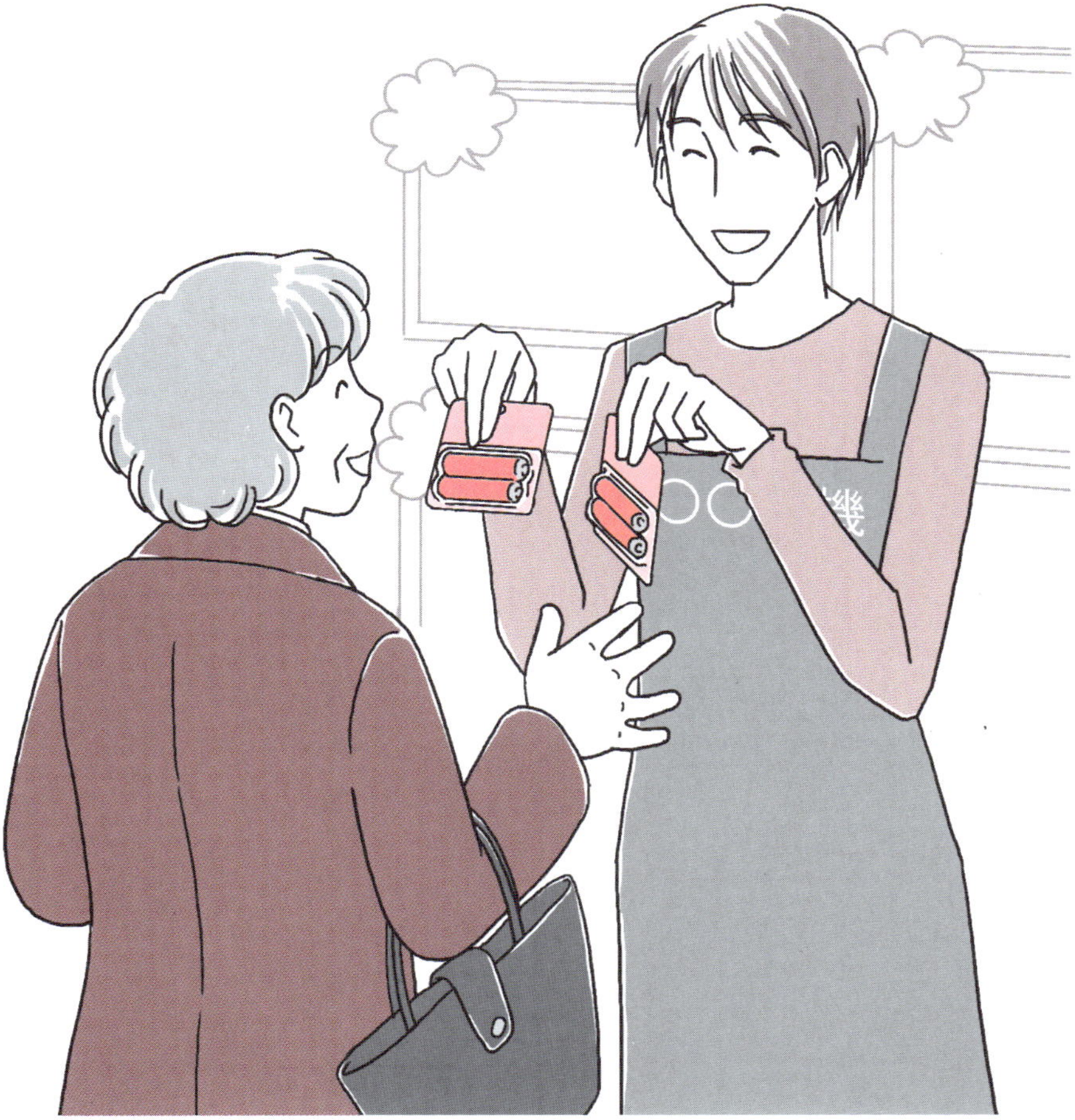

回復体験❹

トラウマを認めることで、考え方のゆがみを見直せるようになった男性

暴力的な父・兄との暮らし。それがもたらしたトラウマが、おとなになってからの人間関係に影響していたことを認めたとき、男性のうつ状態は改善に向かいました。

父や兄からの暴力で、心に傷を受けた幼少期

孝志さん（33歳・警察官）は、暴力的な父と兄のもとで育ちました。母は家を出ていて、いまも所在はわかりません。

母の話題は、家では口にすることができませんでした。孝志さん自身、自分たちを捨てた母をうらんでいました。

父は大手の建設会社に勤めていたため、経済的には不自由のない生活でした。しかし、家にいるときの父は、よく酒を飲み、気に入らないことがあると孝志さんや兄に手をあげました。

兄も父によく似ていました。兄は父から暴力を受けると、そのうっぷんを孝志さんにぶつけました。兄の暴力は父より容赦がなく、孝志さんは殺されるのではないかと思ったこともありました。

大学を出ると、孝志さんは警察官になりました。正義を行う仕事がしたかったからです。

警察組織は規律の厳しいところでしたが、自分が育った家庭環境にくらべれば、まったく苦にはなりませんでした。

問題は個人的な人間関係にありました。特に女性との関係では、トラブルがつづきました。

孝志さんは温かな家庭にあこがれ、強い結婚願望があったため、女性との交際は重要だったのですが、うまくいかないのです。

相手に尽くすものの、少しでも愛情を疑わせるようなところが見えると、怒りを爆発させて殴ってしまうこともありました。

また、嫉妬深く、女性が何をしているか、いつも知りたがりました。メールにすぐ返事がこないと、執拗に電話をかけつづけたり相手

の家の前で帰宅するまで待っていたりしました。

そんな行動を、当初こそ「愛情のあらわれ」と受けとっていた女性も、だんだん不気味になり去ってしまうのでした。

トラウマに向き合い うつ状態から抜け出す

どの女性とも長つづきできない悩みが重なり、孝志さんはうつ状態になりました。

治療を求めて受診した孝志さんに、医師は、これまでの生育歴から、孝志さんには深いトラウマがあることを明らかにしていきました。

孝志さんにとって、すぐには受け入れがたいことでした。

しかし､カウンセリングを重ね、過去のいろいろなことを思い出していくなかで、いまの自分には、トラウマに向き合うことこそ、必要なことなのだと理解するようになりました。

女性とうまくいかないのは、自分に非があるからではなく、トラウマがもたらしている考え方のゆがみが原因。そのゆがみを検証し、問題点を改善すれば、女性との関係も築きやすくなる……そう考えることができたとき、孝志さんはうつ状態から抜け出せたのです。

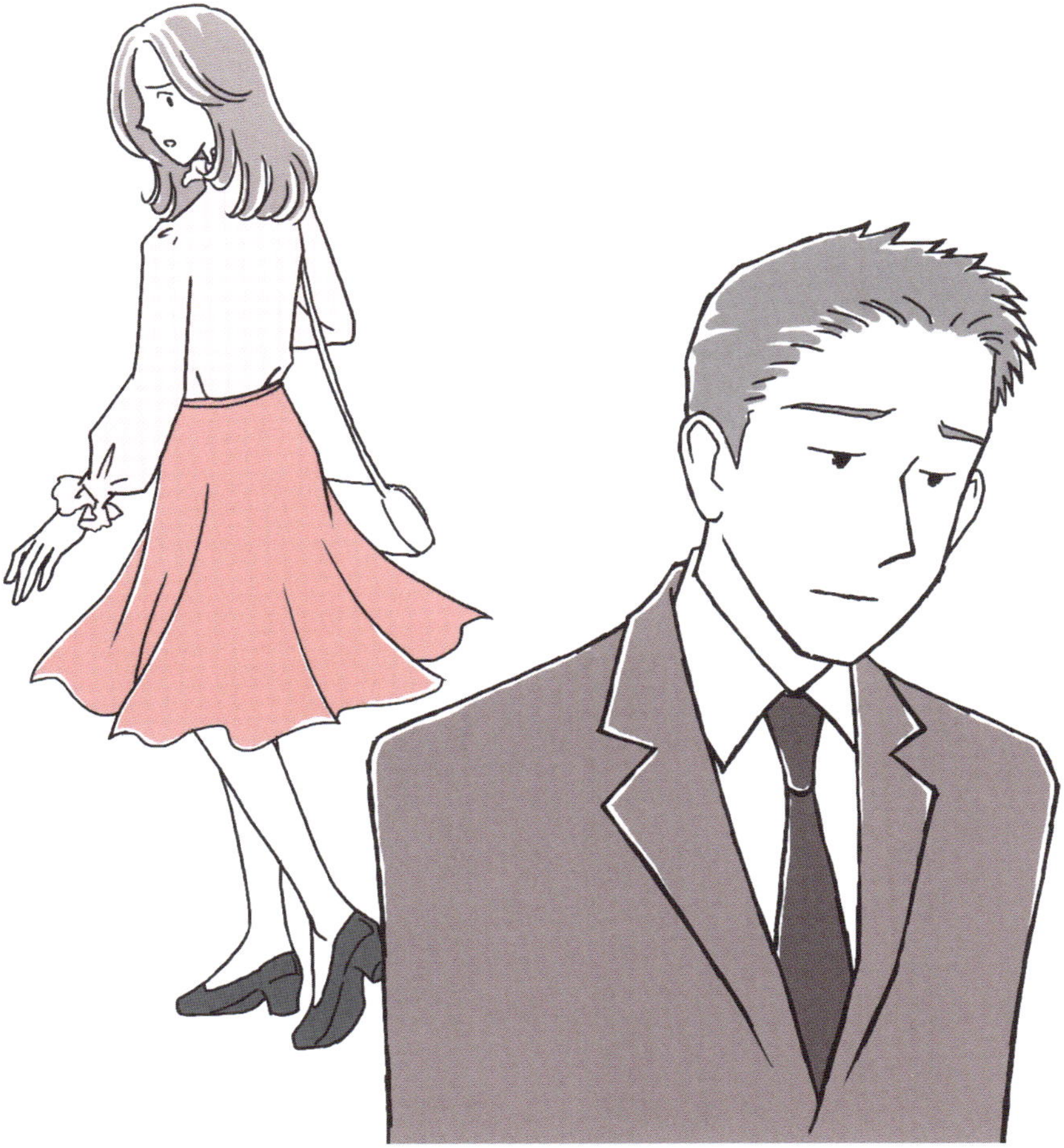

た行

な行

は行

まやら行

索引

あ行

か行

さ行

こころのクスリ BOOKS

よくわかるパニック症《しょう》・広《ひろ》場《ば》恐《きょう》怖《ふ》症《しょう》・PTSD《ピーティーエスディー》

2018 年 10 月 31 日　第 1 刷発行

監修者　貝《かい》谷《や》久宣《ひさのぶ》
発行者　矢﨑謙三
発行所　株式会社主婦の友社
〒 101-8911
東京都千代田区神田駿河台 2-9
電話（編集）03-5280-7537
（販売）03-5280-7551
印刷所　図書印刷株式会社

ISBN978-4-07-432834-5

■本書の内容に関するお問い合わせ、また、印刷・製本など製造上の不良がございましたら、主婦の友社（電話 03-5280-7537）にご連絡ください。
■主婦の友社が発行する書籍・ムックのご注文は、お近くの書店か主婦の友社コールセンター（電話 0120-916-892）まで。
※お問い合わせ受付時間 月～金（祝日を除く）　9:30～17:30
■主婦の友社ホームページ　http://www.shufunotomo.co.jp/

監修者

貝谷久宣（かいや ひさのぶ）

1943 年名古屋市生まれ。名古屋市立大学医学部卒業。マックス・プランク精神医学研究所（ミュンヘン）留学。岐阜大学医学部助教授、自衛隊中央病院神経科部長をへて、現在、医療法人和楽会 なごやメンタルクリニック理事長、心療内科・神経科 赤坂クリニック理事長、横浜クリニック理事長。2009 年、第 1 回日本不安障害学会会長。日本におけるパニック症に関する治療・研究のパイオニア。主な編著書・監修書に『よくわかる最新医学　非定型うつ病 パニック症・社交不安症』『よくわかる薬いらずのメンタルケア』（以上、主婦の友社）、『脳内不安物質』『新版　不安・恐怖症―パニック障害の克服』『対人恐怖－社会不安障害』『非定型うつ病のことがよくわかる本』『社会不安障害のすべてがわかる本』（以上、講談社）、『気まぐれ「うつ」病』（筑摩書房）など。

● なごやメンタルクリニック
〒 453-0015　愛知県名古屋市中村区椿町 1-16
井門名古屋ビル 6 階
FAX：052-453-6741

● 心療内科・神経科　赤坂クリニック
〒 107-0052　東京都港区赤坂 3-9-18
BIC 赤坂ビル6階
FAX：03-3584-3433

● 横浜クリニック
〒 220-0004　神奈川県横浜市西区北幸 1-2-10
アスカ第Ⅱビル7階
FAX：045-317-5954